健康坐月子

专家指导

付娟娟 胡巧燕 / 编著

中国人口出版社

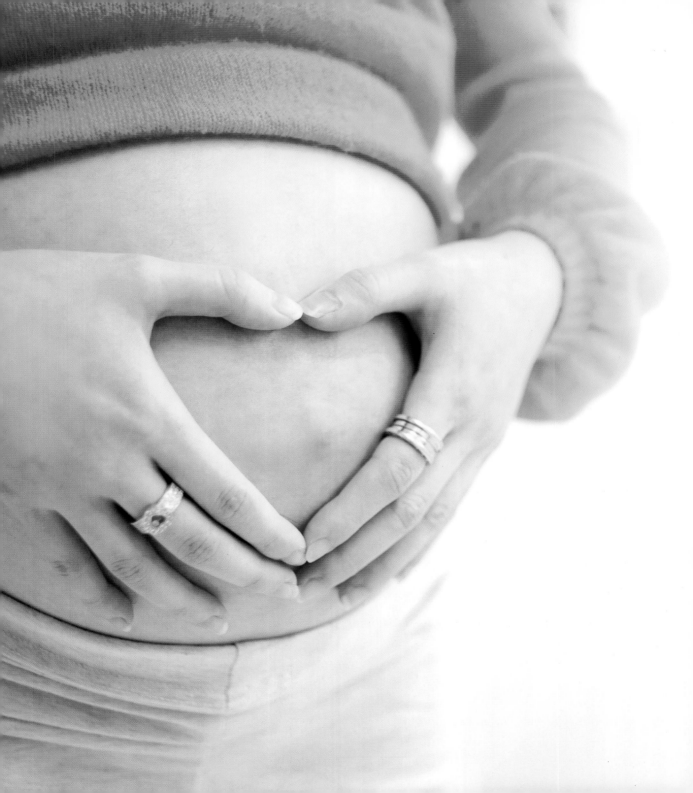

Contents 目录

第 1 章　坐个好月子　从科学饮食开始

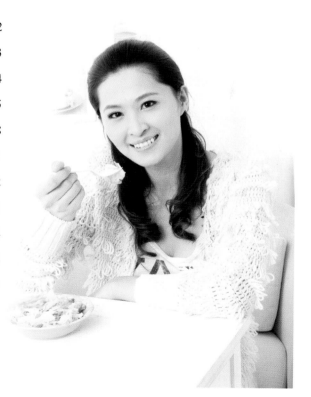

目录

第2章　促进身体恢复　达到孕前好状态

第3章　注重日常护理　安度月子生活

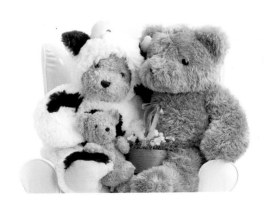

第4章　远离月子"雷区"　防范与调养同样重要

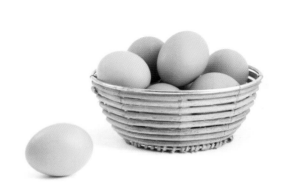

目录

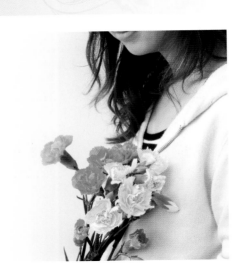

第7章　美容养颜 开启产后曼妙之旅

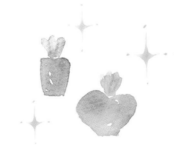

第8章　产后性生活 为亲密接触作准备

第 9 章　产后瘦身　恢复孕前好身材

第 10 章　新生儿养育

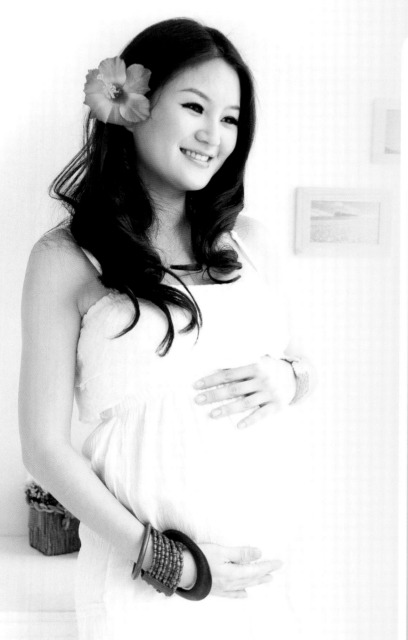

第 章

坐个好月子
从科学饮食开始

选一个称心如意的月嫂

月嫂的选择直接关系到新妈妈和宝宝的身心健康，那如何挑选一个称心如意的月嫂呢？

＊早点决定是否请月嫂

是否需要请月嫂协助坐月子，新妈妈在怀孕期间就要考虑清楚，以免临时决定造成请不到月嫂或没时间选择，致使请的月嫂可能不满意。是否请月嫂，还应统一全家人的意见，避免造成不愉快。

＊选择正规的家政公司

现在月嫂行业良莠不齐，新妈妈可以从正规的家政公司着手选择。正规的家政中心具备完备的营业资格，其员工也具有相应的从业资格，并应具备完整的档案，其中包括身份证、健康证、从业经验、上岗资格证、照片、体检证明等证件，新妈妈应该验看这些证件。然后新妈妈要了解月嫂服务的具体内容、工作时间、收费标准、违约或者事故责任等，并在书面合同中完全明确。付费时注意索取正式发票，万一出现纠纷可以要求退款并索赔。

＊选择最适合自己的月嫂

新妈妈可以以面试的方式了解月嫂是不是专业。面试时，可以提一些你关心的实际问题，比如会做什么月子餐，会不会月子护理，带过多少宝宝，都做过哪些工作，宝宝吃奶开始吃多少，一周后吃多少，给宝宝洗澡的细节等。在这个基础上，新妈妈可以根据自己的感觉去挑选，毕竟月嫂是服务于自己的，自己喜不喜欢很重要。

＊月子期间及时与月嫂沟通

在相处中，新妈妈和月嫂有个磨合过程。新妈妈不妨直接告诉月嫂自己的喜好或向月嫂提出建议，让月嫂了解自己的需求。当然，有什么问题也可以与月嫂讨论，并及时加强沟通，这样什么问题都容易解决。如果实在是不满意，也可以向公司提出更换要求，寻求更好的服务。

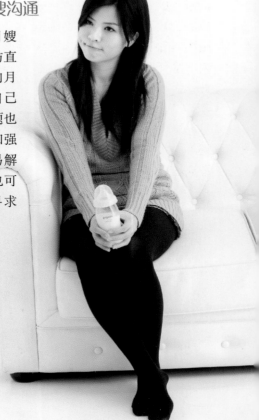

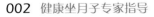

坐月子的饮食原则

很多新妈妈会有这样的担心，本来在孕期就已经发胖了，坐月子还进补的话，定会越来越胖，以后要想恢复正常身材就难了。其实不然，新妈妈只要掌握正确的饮食原则，不但不会发胖，还能尽快调整好身体。

产后新妈妈应少吃多餐，因为这个时候新妈妈的胃肠功能还没有恢复正常，为了不给肠胃加重负担，可以一天吃5~6次。同时，月子饮食有四字要诀：稀、软、精、杂。

稀，指水分要多一些。产后新妈妈要多补充水分，一是有利于乳汁的分泌，二是因为新妈妈月子期间出汗较多，体表的水分挥发也大于平时。因此，新妈妈饮食中的水分可以多一点，如多喝汤、牛奶、粥等，饮食应以稀为主。但新妈妈不能大量饮水，以免给肠胃造成过量的负担。

软，指食物烧煮方式应以细软为主。给新妈妈吃的饭要煮得软一些，不宜食用油炸及坚硬的带壳的食物。因为新妈妈产后很容易出现牙齿松动的情况，吃过硬的食物不仅对牙齿不好，也不利于消化吸收。

精，指量不宜过多。产后过量的饮食除能让新妈妈在孕期体重增加的基础上进一步肥胖外，对于产后恢复没有半点好处。如果新妈妈是母乳喂养宝宝，奶水很多，食量可以比孕期稍增，最多增加1/5的量；如果新妈妈的奶量正好够宝宝吃，则与孕期等量即可；如果新妈妈奶水偏少，食量可以大一些，催乳汤也可以早一点喝；如果新妈妈没有奶水或是不准备母乳喂养，食量和非孕期差不多就可以了。

杂，是指食物品种多样化。虽然食物的量无须大增，但食物的质却不可随意。新妈妈产后饮食应注重荤素搭配，进食的品种越丰富，营养越均衡，新妈妈的身体恢复就越好。除了明确对身体无益和吃后可能会引起过敏的食物外，荤素菜的品种应尽量丰富多样。

专家指导

高龄妈妈月子期间的饮食要求较高，其主要原则如下：

1. 适量多吃高蛋白、低脂肪食物，如奶类、蛋类、肉类（瘦肉）等含丰富蛋白质的食物；杂粮、水果、蔬菜、小鱼干等低脂肪食物。

2. 高龄妈妈容易发胖，需要控制体重，需避免吃高糖食物，并降低动物性脂肪食物的摄取，如肥肉、牛油、汉堡、香肠等。

3. 注意补钙。女性的身体特征容易造成钙流失，25岁之后的女性都需要注意补钙，而30多岁的妈妈，缺钙问题会更严重，因此要多吃一些补充钙质的食物，如虾皮、牛奶等。

月子三阶段，饮食各不同

除了基本的饮食原则外，新妈妈在月子饮食上还要注意在不同的阶段，侧重不同的饮食方法。一般来说，可以把月子饮食分成以下三个阶段：

＊第一阶段：生产日开始后第1周，补血，恢复体力

新妈妈分娩后，由于生产过程会消耗许多体力，应多加休息来调养。这一时期，饮食应以补血、恢复体力为主。你可以选择容易消化吸收的食物，烹饪时也要注意以稀软为主，避免食用粗糙不易咀嚼、消化或是油炸的食物。特别是剖宫产的新妈妈，在生产后的前几天，因为麻醉药的关系，使得肠胃蠕动的速度变慢，加上需较长时间卧床休养，更要避免食用这些难消化的食物，以免造成明显的肠胃不适。不论是自然产或剖宫产，在生产当中都会增加血液的流失，所以在这一阶段也须注意增加蛋白质、铁质、B族维生素、维生素C等的摄取，以利于身体制造足够量的红细胞，达到补血的功效。

＊第二阶段：从第2周开始，促进乳汁分泌

此时新妈妈的体力初步恢复，而宝宝吸食母奶的状况已渐渐稳定，吸吮时间与次数也逐渐增加，所以新妈妈可食用一些食物来增加泌乳量。如果乳汁分泌量不够，新妈妈可以适量补充一些催奶的食物，如：花生炖猪脚、青木瓜炖排骨等，同时注意水分的摄取，多给宝宝吸吮，促进乳汁分泌。

＊第三阶段：产后第3~4周，减少油脂摄取并摄取足够蛋白质

减少油脂的摄取有利于产后身材的恢复。坐月子的饮食常以麻油或苦茶油来烹调，一方面是为了调整产后虚冷的体质，另一方面是高脂肪的摄取可以增加泌乳的分量。但有的新妈妈为促进乳汁分泌，一直保持高脂肪的摄取，最后导致产后肥胖，不利于身材的恢复。脂肪的摄取应适度地减少。

专家指导

虽然新妈妈的饮食在不同的阶段有不同的侧重点，但在烹饪时有其共同的地方，如坐月子的餐点加姜片同煮，有温暖子宫、活络关节的作用；酒的作用是活血，有助于排恶露，但若恶露已经干净，食物仍然用酒烹调，可能导致子宫不收缩、恶露淋漓不尽，新妈妈要注意。

产后催奶的科学饮食方法

小佳生产后总担心宝宝没奶吃，刚生完宝宝的第一天就急着喝下鲫鱼汤催奶，结果尴尬地发现自己乳腺管未通，分泌的乳汁堵在胸口，疼痛不已。

小佳是太急于催奶了。产后催奶的前提是乳腺管要全部畅通，如果乳腺管不畅通，分泌出的乳汁就会堵在乳腺管内，引起乳房胀痛。因此产后2~3天内，新妈妈不要急于催奶，而应先让宝宝吮吸乳房，使乳腺管全部畅通后，再进行科学催奶。在这之前，宝宝的胃口也比较小，新妈妈不用担心会饿着宝宝，只要按需喂养即可。

如果产后奶水不足，新妈妈可以从产后第2周开始进行催奶。多喝汤可以补充新妈妈身体里的水分，增加乳汁的分泌。此外，新妈妈每天所摄取的食物种类，会影响到乳汁的分泌量与质量。因此，你应注意饮食均衡，每天都要吃到包括糖类、脂肪、蛋白质、维生素、矿物质等5大营养元素。你还要特别注意钙质与铁质的吸收，保证乳汁中含有充足的营养。钙质和铁质可从奶类、豆制品、瘦肉、血制品、动物肝脏等获取。

＊ 黄花杞子蒸瘦肉

材料：瘦猪肉200克，干黄花菜15克，枸杞子10克，淀粉适量，料酒、酱油、香油、精盐各适量。

功效：这道菜益髓健骨、强筋养体、生精养血、催乳，可有效增强乳汁的分泌，促进乳房发育，适用于新妈妈产后乳汁不足或无乳。

做法：

1 将瘦猪肉洗净，切片；黄花菜用水泡发后，择洗干净，与瘦肉、枸杞子一起剁成蓉。

2 将猪肉、枸杞子、黄花碎蓉放入盆内，加入料酒、酱油、淀粉、精盐、香油搅拌到黏，摊平，入锅内隔水蒸熟即可。

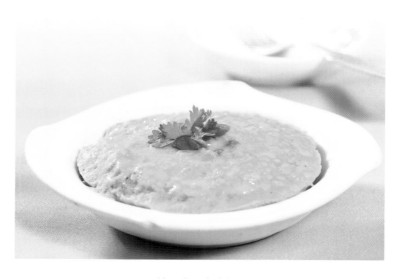

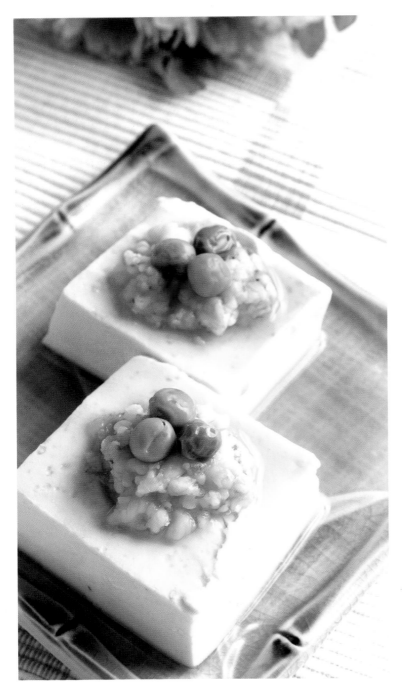

* 虾仁镶豆腐

材料：豆腐100克，虾仁50克，青豆仁10克，蚝油适量，盐适量。

功效：虾仁豆腐含油量较低，是优质的蛋白质来源，可以增加母乳的营养含量。过敏性体质的新妈妈，建议用肉馅代替虾仁，减少过敏反应。

做法：

1 豆腐洗净，切成四方块，再挖去中间的部分。

2 虾仁洗净剁成泥状，加盐拌匀填塞在豆腐挖空的部分，并在豆腐上面摆上几个青豆仁作装饰。

3 将做好的豆腐放入蒸锅蒸熟。

4 蚝油加适量水在锅内熬成糊状，然后均匀淋在蒸好的豆腐上即可。

☀ 豌豆炒鱼丁

材料：豌豆仁200克，鳕鱼肉200克，红椒少许，盐适量。

功效：鱼肉中含有丰富的维生素A和不饱和脂肪酸，多吃可刺激新妈妈激素分泌，助益乳腺发育，起到丰胸催乳的效果。

做法：

1 鳕鱼去皮、去骨，切丁；豌豆仁洗净；红椒洗净、切丁。

2 上锅热油，倒入豌豆仁翻炒片刻继而倒入鳕鱼丁、红椒丁，加适量盐一起翻炒，待鱼丁熟即可。

☀ 滋补羊肉汤

材料：羊肉350克，枸杞子30克，高汤、葱段、盐、香油各适量。

功效：这道菜补益肝肾，生精养血，养益精髓，下乳。适用于产后缺乳、无乳或乳房扁小不丰、发育不良等。

做法：

1 将羊肉洗净，切片焯水；枸杞子浸泡洗净。

2 净锅上火，倒入高汤，下入葱段、羊肉片、枸杞子，煲至熟，调入盐，淋入香油即可。

☀ 羊肉虾羹

材料：羊肉200克，虾米30克，葱、盐适量。

功效：羊肉含有维生素B1、维生素B2、维生素B3，以及蛋白质、脂肪、碳水化合物。羊肉具有强壮筋骨、活血通经、健胸、催乳的作用，尤其适合于胸部平坦、新乳房干瘪的妈妈丰胸之用。

做法：

1 羊肉洗净，切成薄片；虾米洗净；蒜切片；葱切成段和葱花。

2 锅置火上，加水烧开，放入虾米、蒜片、葱段。

3 煮至虾米熟后放入羊肉片，再煮至羊肉片熟，加少许盐调味，撒葱花即可。

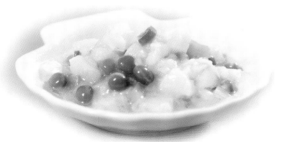

专家指导

如果没特殊情况，最好在宝宝出生后半小时内，让他尽早吸吮到乳头。这样不但有利于新妈妈顺利下奶，还有助于子宫收缩，减少产后出血，加快产后子宫的恢复。让宝宝多吸吮也有助于催奶。宝宝的吸吮乳房，能刺激新妈妈体内分泌催乳素和催产素，这两种激素能够使乳房内的腺体制造和分泌乳汁。因此，更多的吸吮次数有助于下奶，尤其是夜间增加吸吮次数。宝宝吸吮得越勤、吸吮时间越长，刺激更多的激素产生，奶水分泌也会越旺盛。坐月子期间，新妈妈可以和宝宝待在一起，按需喂养，喂奶的间隔时间是由宝宝自己决定的。最初宝宝一天可以吃8~10次奶，甚至更多，随着宝宝的吸吮，新妈妈的乳汁也会分泌得更旺盛。

产后补血怎么吃

　　刚刚生产完的新妈妈，面临的主要问题就是气血双虚、正气不足。此时补气养血是新妈妈调养身体的关键，你可以适量多吃含铁丰富的食物，并适量补充维生素C，促进铁的吸收。

　　含铁丰富的食物有动物肝脏、动物血、瘦肉、鱼类、红糖、干果、蛋、豆类等。维生素C能增强铁在肠道内的吸收，达到事半功倍的效果，新妈妈可以同时补充适量的维生素C。维生素C主要来源于新鲜蔬菜和水果，水果中以酸枣、红果、桃、梨、葡萄、柑橘、草莓、猕猴桃等含量高；蔬菜中以番茄、豆芽含量最多，其他蔬菜也含有较多的维生素C。新妈妈在月子期间适量吃些蔬菜和水果，这样不但能补血，还有利于预防便秘。但月子期间要避免吃太多凉性水果，如西瓜、火龙果等，下面推荐几道适合产后新妈妈补血的食谱。

＊ 黑木耳蒸枣

材料： 黑木耳15克，红枣10颗，冰糖（或红糖）适量。

功效： 木耳含铁量较高，有补血作用，还有一定的抗肿瘤作用；红枣是补血佳品，可治血虚、血小板缺少等症。二者搭配，补血效果更明显，尤其适合产妇食用。

做法：

1 将黑木耳、红枣分别泡发、洗净，放入碗中。

2 加适量水和冰糖（或红糖），放入锅中蒸1个小时即可。

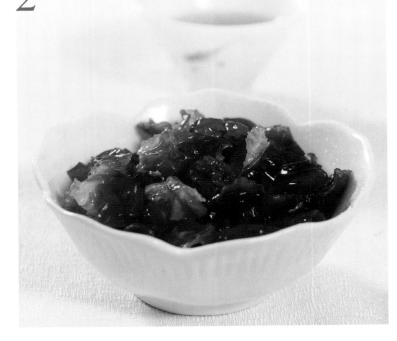

＊花生粥

材料：粳米 100 克，花生仁、大枣各 50 克，冰糖适量。

功效：补血，促进血液循环，强化体力，增强抵抗力。

做法：

1 花生仁浸泡 5 小时；大枣洗净去核；粳米淘洗干净。

2 将所有材料加适量水以大火煮沸，转小火煮至花生熟软。

3 加冰糖续煮 5 分钟即可。

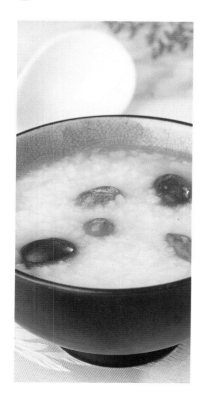

＊猪肝市耳粥

材料：大米 100 克，小米、猪肝各 50 克，黑木耳 10 克，红枣 5 颗，姜丝适量，盐适量。

功效：这道菜味美爽口，能够帮助产后妈妈增强食欲，同时还含有丰富而全面的营养，对帮助产后妈妈补血有很大作用。

做法：

1 将黑木耳用冷水泡发，去杂质，洗净，切碎；红枣去核洗净。

2 猪肝用温开水浸泡 10 分钟，漂去血水，捞出去筋膜，切碎。

3 将大米、小米淘洗净，放入锅中，加水适量，以大火煮沸后，改小火煨 30 分钟。

4 将碎木耳、碎猪肝、红枣、精盐、姜丝倒入，搅拌均匀，继续煨煮 30 分钟即成。

＊西米珍珠蛋

材料：鹌鹑蛋 10 个，西米 30 克，白糖适量。

功效：西米具有健脾、补肺、化痰的功效，常食还可令皮肤红润、有光泽。鹌鹑蛋与其搭配食用，可以滋养五脏，补益气血。同时这也是一道美容养颜的佳品，爱美的新妈妈千万不要错过了。

做法：

1 西米洗净，入沸水煮 5 分钟，离火，闷 10 分钟，捞出投凉沥水。

2 再入沸水煮 5 分钟，离火，闷 5 分钟，投凉沥水，倒入冷水盆浸没至胀发。

3 倒入锅内沸水中，转小火，磕入鹌鹑蛋，待蛋熟，放入白糖盛入碗中即可。

* 当归鱼汤

材料： 鳗鱼150克，当归、黄芪、枸杞子各3克，盐适量，香油半匙。

功效： 这道菜保暖健胃、补血清热，可预防和治疗缺铁性贫血，新妈妈产后常用此汤可气血双补，增强体力。

做法：

1 所有的原料洗净放入炖锅，加水至漫过全部药材。

2 放入电锅中，外锅加1杯水蒸至完全熟透，取出撒上少许盐、淋上香油即可。

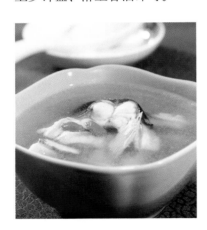

* 软烂猪肘

材料： 大枣500克，猪肘100克，黑木耳20克，鲜汤、鸡精、盐适量。

功效： 猪骨含有丰富的钙质、铁质和蛋白质，黑木耳含有丰富的铁质、纤维素等，两者搭配，能够给新妈妈提供最全面的营养，此外，对于体质虚弱者，该汤能补气补血，固表止汗，缓解气虚所导致的盗汗、产后腰腹坠胀、因劳动损伤后气短乏力等症状。

做法：

1 将猪肘刮去毛洗净，放入水中煮开，除去腥味，取出。

2 取沙锅，放入猪肘，加水适量，放入大枣及浸发的黑木耳。

3 小火煨煮，待猪肘熟烂、汤汁稠浓时，加入盐、鲜汤、鸡精即可。

* 青蒜炒鸭血

材料： 鸭血300克，青蒜100克，泡辣椒25克，泡姜20克，胡椒粉、料酒、白糖、盐、酱油、米醋、水淀粉各适量。

功效： 这道菜不但清淡可口，还可以补气强身、滋养肠胃，适合贫血及有出血性疾病的新妈妈食用。新妈妈常吃此菜，还可以排除体内的各种毒素，补充各种有利于宝宝大脑及神经系统发育的营养物质，促进大脑发育。

做法：

1 鸭血切厚条，用清水浸泡；青蒜洗净，切成段；泡辣椒去子剁碎；泡姜切丝。

2 净锅置火上，倒油烧热，下入泡姜丝、泡辣椒煸炒几下。

3 加入清水、鸭血、料酒、胡椒粉、酱油烧沸，调入精盐、白糖，用水淀粉勾芡，撒入青蒜，淋入米醋，推匀即可。

专家指导

　　月子期间的女性身体的主要特征是体寒、血虚、肌肤毛孔疏松，应该服用温阳补气、补血养血、有通利作用的食物和中药进行调养，并要注意避免风寒。饮食应清淡而富有营养，不要吃生冷、辛辣、油腻的食物，以免阻滞恶露排出或使血液妄行，造成产后大出血。

新妈妈坐月子别忘了补钙

分娩后，新妈妈元气亏虚，体内钙的流失量较大。而哺乳需要新妈妈每天分泌约 700 毫升的乳汁，相当于平均每天丢失钙约 300 毫克。加之坐月子期间，新妈妈很少进行户外活动，很少晒到太阳，这样就更不利于钙的合成和利用。如果新妈妈体内严重缺钙容易导致骨密度降低，出现骨质疏松的症状，常见的有小腿抽筋、下肢水肿、腰背酸痛、牙齿松动、倦怠乏力等，重者会导致身材变矮，骨盆变形，走路摇摆如"鸭步"，严重影响体形。尤其是产后新妈妈还要担负哺育宝宝的重任，新妈妈缺钙会减少母乳喂养中宝宝对钙的摄取，影响宝宝牙齿、头发和骨骼的正常发育。哺乳期一旦母体钙代谢出现负平衡，而产后又不注意补钙，不良状况可延续到分娩后 2 年，对宝宝的影响更加深远，因此，新妈妈坐月子期间千万不要忘了补钙。

中国营养学会推荐，母乳喂养的新妈妈每天适宜钙摄入量为 1200 毫克，而食疗是最安全可靠的方法。奶和奶制品中钙含量最为丰富且吸收率也高。芝麻酱、菠菜、韭菜、莴苣、蘑菇、动物肝脏、大豆及其制品是钙的良好来源，深绿色蔬菜如小萝卜缨、芹菜叶、雪里红等含钙量也较多。小鱼干及大骨汤（大骨应剁开，并加些醋，以利于钙质流入汤中）也是良好的钙质来源。另外，产后继续补充一些高钙的孕产妇奶粉也不失为一种好办法。

维生素 D 可以促进食物中钙的吸收，没有维生素 D，单纯补充钙片，钙只能从大便或小便中排出。因此补钙的同时应补充足够的维生素 D，才能使钙真正吸收而且沉到骨骼中去。含维生素 D 最丰富的食物有鱼肝油、动物肝脏、蛋黄、奶类、鱼子等。另外，由于日光的紫外线照射皮肤，使皮肤内的 7- 脱氢胆固醇转为胆固化醇即维生素 D。所以说，新妈妈坐月子期间应该经常晒太阳。

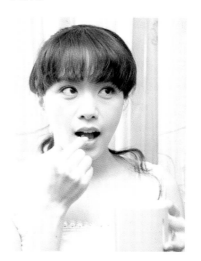

专家指导

南方如广东、广西和福建等地区冬季较为暖和，新妈妈可以在近中午和午后无风时，穿戴整齐后适当开窗晒晒太阳。

产后适量喝米酒好处多

小敏在网上看到小S坐月子喝米酒的报道，很是心动，但这样的做法是否适用于像小敏一样的普通新妈妈呢？

其实，坐月子期间喝米酒，不但在我国台湾，实际上在我国南方，甚至现在在北方，都有这种习惯，米酒鸡蛋更是不可少的月子餐。这是因为产后适量喝米酒或吃米酒烹饪的食物，对新妈妈身体的恢复有很好的功效。

中医认为米酒有活络通经、补血生血的功效，并且能够增进食欲、帮助消化，米酒与鸡蛋搭配，能滋阴、润燥、养血，营养非常丰富，并且非常利于新妈妈消化和吸收；米酒煮鸡蛋很适宜作为产后调养的食物，可帮助新妈妈恢复体力。米酒鸡蛋的做法也特别简单：找一个奶锅（1人量的奶锅煮最方便），加入大半碗清水大火烧开，加入2大匙米酒，改中大火煮米酒。米酒煮开后，改小火让米酒在锅里翻滚，然后一圈一圈沿奶锅加入打散的鸡蛋液，再次沸腾即可。注意鸡蛋加入后不要煮太长时间，蛋液老了影响口感。

米酒也可以烹饪用。米酒可软化肉质，助消化，同时对调理产后体虚状况效果不错。但米酒不适合易醉的新妈妈，如果平常就滴酒不沾的新妈妈，可以采用不加酒的方式来烹饪，或是最后在汤上点火，可去除酒精。坐月子药膳只需加少量米酒，目的是去除腥味、增加血液循环，并非一定要使用整锅的米酒。

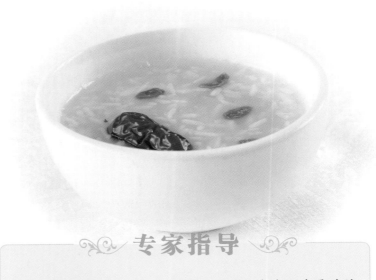

专家指导

坐月子时的饮食习惯应该主要依照每个人在平时的饮食习惯，在什么环境当中就采用什么饮食习惯和生活方式，适合自己的才是最好的。比如产后伤口尚未恢复的新妈妈不必执著于吃米酒鸡蛋，可煮些龙眼红枣汤、炒黑豆煎水、淡红糖水当饮料来服用，同样有很好的促进身体恢复的效果。

产后多吃小米对身体有益

在坐月子期间，小米粥可以说是必不可少的月子餐。小米粥作为月子餐由来已久，我国北方很多地区都有用小米加红糖来调养身体的传统。

小米熬粥营养价值丰富，有"代参汤"之美称。中医认为，小米具有滋阴养血的功效，可以使新妈妈产后虚寒的体质得到调养，帮助新妈妈恢复体力。小米有清热解渴、健胃除湿、和胃安眠等功效，有利于调节新妈妈产后食欲缺乏、疲累少眠的现象，是新妈妈滋补的佳品。

小米可以单独煮熬，亦可添加大枣、红豆、红薯、莲子、百合等，熬成风味各异的营养品。小米磨成粉，可制糕点，美味可口，新妈妈可作为点心食用。

＊推荐食谱：小米鸡蛋粥

材料：小米 100 克，鸡蛋 2 个，红糖 100 克。

功效：味甜香、鲜美，有补脾胃、益气血、活血脉的功效。

做法：

1 小米淘洗干净。

2 将锅置火上，放入适量清水、小米，先用旺火煮沸后，再改用小火熬煮至粥稠，打入鸡蛋，略煮即成，以红糖调味后进食。

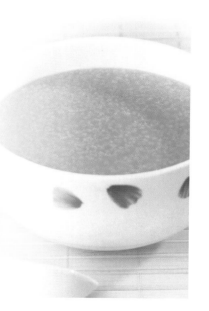

❧ 专家指导 ❧

小米营养丰富，但也不能完全代替主食。小米蛋白质的氨基酸组成并不理想，赖氨酸过低而亮氨酸又过高，产后如果完全以小米为主食，会缺乏其他营养，因此，新妈妈应注意熬制小米粥时不宜太稀薄，并合理搭配其他食材以免缺乏其他营养。一般而言，小米宜与大豆混合食用，大豆的氨基酸中富含赖氨酸，可以补充小米的不足；与粳米同食可提高营养价值，发挥互补作用；小米与肉类食物混合食用也可提高其营养功效。

产后妈妈怎么喝汤

猪蹄汤、瘦肉汤、鲜鱼汤、鸡汤等含有丰富的水溶性营养，不仅利于体力恢复，而且可以帮助乳汁分泌，是新妈妈的最佳营养品，不过产后喝汤也是很有学问的。

肉汤中含有易于人体吸收的蛋白质、维生素、矿物质，对乳汁有很大的影响，但是新妈妈应注意喝汤时间。如果新妈妈的乳汁分泌充分，就应迟些喝汤，以免乳汁分泌过多造成乳汁淤滞；如果产后乳汁迟迟不下或者下得很少，就应早些喝点汤，以促使下乳，满足宝宝的需要。

产后喝肉汤要去除过多的油质。肉汤中含有过多的脂肪，新妈妈摄入越多，乳汁中的脂肪含量也就越多。含有高脂肪的乳汁不易被婴儿吸收，往往引起宝宝腹泻。

常规的去油方法有两种，一是烧开了，在沸腾的中心取汤；二是放凉了，油凝固了，再把油捞出来。

适时适量喝汤。肉汤营养丰富，水分充足，产后出汗多再加上乳汁分泌，你需要的水分量要高于一般人，因此，产后一定要适时适量多喝汤水，也可以用汤水来代替水来饮用。

✳ 羊排海带萝卜汤

材料： 羊排骨、白萝卜各150克，水发海带丝50克，姜片适量，料酒、盐、鸡精各适量。

功效： 羊排性味苦、甘、大热、无毒，入脾、肾两经，为益气补虚、温中暖下之佳品，对虚劳羸瘦、腰膝酸软、产后虚寒腹痛、寒疝等皆有较显著的温中补虚之功效。另外，萝卜可以增强肠蠕动，促进排气，减少肚胀，同时也可以补充体内的水分，有利于剖宫产新妈妈的刀口愈合。

做法：

1 萝卜洗净切成丝；海带丝洗净切成段；羊排洗净剁成块。

2 羊排骨加水煮沸，撇去浮沫，加入料酒、姜片，用小火煮90分钟。

3 再加入萝卜丝，煮15分钟，加盐后，下海带丝、鸡精，煮沸即可。

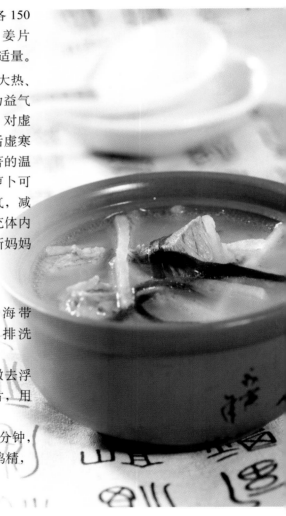

＊鸡汤鲈鱼

材料： 鸡汤 1000 毫升，鲈鱼 500 克，香菜末、姜片、盐、鸡精各适量。

功效： 鲈鱼中含有大量蛋白质，有助于新妈妈蛋白质的补充。

做法：

1 鲈鱼刮鳞，去鳃、内脏，洗净。

2 锅内注入鸡汤，加鲈鱼、姜片煮熟，调入盐、鸡精，撒香菜末即成。

＊番茄牛骨汤

材料： 牛骨 500 克，牛肉、马铃薯各 200 克，红萝卜、番茄各 100 克，黄豆 50 克，姜 2 片，盐适量。

功效： 此汤含有丰富的钙质、维生素，对哺乳期的新妈妈和宝宝都极为有益。牛骨还可以用白萝卜、菠菜、蘑菇、粉丝等材料来炖，吃菜喝汤，别有一番风味，最适合寒冷时节围炉食用。

做法：

1 将牛骨斩成大块洗净，牛肉洗净切片，一起放入开水中氽烫后捞出；红萝卜、番茄、马铃薯去皮切成块。

2 将牛骨、牛肉、黄豆、姜片放入炖锅加适量水大火烧开后转小火煮半小时。

3 再加入红萝卜、番茄、马铃薯煮至熟烂，加适量精盐调味即可。

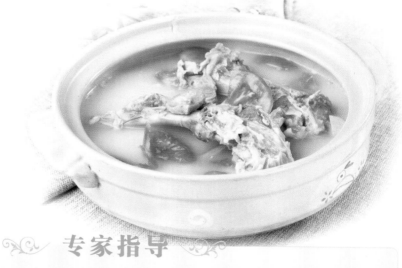

专家指导

　　有些新妈妈自打宝宝一出生，就开始急着喝汤、催乳。殊不知，宝宝刚刚出生，胃的容量较小，且吸吮母乳能力较差，吃的乳汁并不多。如果新妈妈一味喝汤催乳，乳汁分泌过多则易造成乳汁淤滞，使乳房出现胀痛，此时的乳头比较娇嫩，很容易发生破损，要是一不小心被细菌感染，还会引起急性乳腺炎，出现红、肿、热、痛，甚至化脓，不仅增加新妈妈的痛苦，还会影响正常哺乳。因此，一般喝催乳汤应在分娩1周后逐渐增加，以适应宝宝进食量渐增的需要。

产后妈妈更需要水分

分娩后，新妈妈除了生殖系统变化之外，身体机能会有相应的改变，同样，消化系统也发生着一系列的变化，如胃液中盐酸分泌减少，胃肠道的肌张力及蠕动能力减弱，导致你在产后最初几天常常感到口渴，食欲缺乏。新妈妈这时候新陈代谢旺盛，皮肤排泄功能变强，特别爱出汗，所以，新妈妈需要多补充水分，以防脱水，补充水分还有助于乳汁分泌。

新妈妈每天喝 8~12 杯白开水就差不多了。当然你在坐月子期间补水不一定只喝白开水，果汁、牛奶、汤等都是较好的选择，口渴的时候，喝些较清淡的汤品，如银耳汤、山药汤等；也可以把水果切块煮成水果茶，新妈妈宜多选用温热性的水果如葡萄、龙眼、樱桃等，即使寒性的水果煮食后也不会过于寒凉。作为新妈妈，你可能一门心思都扑在宝宝身上，在你感觉口渴之前，可能都想不起来喝水。你不妨在床头时刻都放一杯温开水，它的存在就是对你的一种提醒。

＊ 推荐食谱：杧果牛奶露

材料：杧果 1 个，牛奶 250 毫升，橘子半个，熟蛋黄 1 个。

功效：杧果的营养价值很高，含有丰富的维生素 A。维生素 C 的含量也超过橘子、草莓。杧果含有糖、蛋白质及钙、磷、铁等营养成分，均为人体所必需，这道饮料不但能补充新妈妈所需的水分，还能补充新妈妈所需的蛋白质、钙质以及维生素 A。

做法：

1 橘子剥皮去子，将富含丰富纤维与营养素的丝络保留；杧果去皮取核后，切块。

2 杧果、橘子、熟蛋黄依序放进果汁机中，最后倒入牛奶，充分打匀即可。

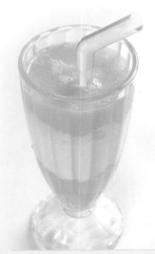

专家指导

建议新妈妈每日饮用热牛奶 1~2 杯，这样除了补充所需水分外，还能提供蛋白质作组织的修补，提供丰富的钙帮助骨骼生长需要。在选用牛奶时宜选用脱脂牛奶，可防止产后肥胖。

月子期间能不能吃蔬菜水果

　　赵萱最近很是苦恼：自从坐月子以来，婆婆什么水果也不让她吃，饮食也主要以高蛋白、高营养的鸡肉、鸡蛋、猪蹄汤等为主，婆婆的理由还很充足："月子期间不能吃生冷食物。" 老一辈的建议好像有那么些科学依据，但这样的饮食明显营养不均衡，赵萱不知道自己要怎么办了。

　　受传统习惯的影响，老一辈认为产妇坐月子不宜吃生冷食物，导致像赵萱这样的新妈妈在月子期间连蔬菜、水果都不敢吃。其实，产后妈妈需要大量的营养物质帮助身体快速恢复，因此，更要强调饮食多样化，平衡膳食，这就包括鼓励摄入足量的蔬菜和一定量的水果。

＊鼓励坐月子适当吃蔬菜和水果

　　蔬菜和水果含有丰富的维生素、膳食纤维、矿物质、纤维素、果胶和有机酸等成分。新妈妈的身体康复及乳汁分泌都需要更多的维生素和矿物质，尤其是维生素 C 具有止血和促进伤口愈合的作用，而蔬菜中就含有大量的维生素 C，而且其他特有的营养元素非常丰富，有利于新妈妈身体的恢复。由于缺乏运动，新妈妈月子期间容易发生便秘或排便困难，蔬菜水果中含有大量膳食纤维，可促进肠蠕动，水果中的果胶对防止产后便秘也是有帮助的。此外，蔬菜水果还可以促进泌乳，丰富乳汁中的营养，从而帮助新妈妈养育健康的宝宝。

＊吃蔬菜和水果的注意事项

　　蔬菜水果虽好，但毕竟是特殊时期，吃蔬菜和水果有诸多讲究，新妈妈需注意以下原则：

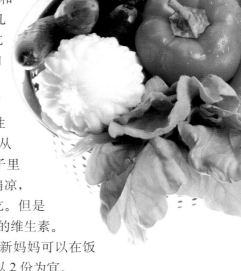

1　不要吃太多偏寒凉性的蔬菜和水果，特别是产后的最初几天，脾胃虚弱，因此最好不要吃黄瓜、梨、西瓜等寒凉的蔬菜和水果。

2　蔬菜最好是烹饪后食用，月子期间避免蔬菜沙拉等凉性饮食，吃的水果也不要太凉。刚从冰箱拿出来的水果，要放在屋子里过一会儿再吃。为了避免水果偏凉，也可切成块，用开水烫一下再吃。但是最好不要煮沸，以免破坏水果中的维生素。

3　为避免增加消化道的负担，新妈妈可以在饭后或两餐间吃些水果，每天以 2 份为宜。

4　新妈妈肠胃虚弱，吃水果时要注意清洁，彻底清洗干净或去皮后再吃，以免发生腹泻。

＊ 适宜月子期间食用的蔬果营养和功效

食物	营养含量	功效
莴笋	含多种营养成分，尤其含矿物质钙、磷、铁较多	具有清热、利尿、活血、通乳的作用，尤其适合产后少尿及无乳的新妈妈食用
莲藕	含有大量的淀粉、维生素和矿物质	新妈妈多吃莲藕，能及早清除腹内积存的淤血，增进食欲，帮助消化，促使乳汁分泌
黄花菜	含有蛋白质及磷、铁、维生素 A、维生素 C 等，营养丰富，味道鲜美，尤其适合做汤	具有消肿、利尿、解热、止痛、补血、健脑的作用。产褥期容易发生腹部疼痛、小便不利、面色苍白、睡眠不安，多吃黄花菜可消除以上症状
黄豆芽	含有大量蛋白质、维生素 C、纤维素等	修复产后损伤的组织，防止产生出血并能润肠通便，防止便秘
苹果	富含糖、各种维生素、磷、钙、铁、果酸、柠檬酸、鞣酸、胡萝卜素等	具有利于肠道健康，有调理肠胃、止泻通便、顺气消食、安眠养神、补中焦、益心气、降低血中胆固醇，预防疲劳和恢复体力的功效
山楂	含有大量的山楂酸、柠檬酸、黄酮类和维生素 C、胡萝卜素等	生津止渴、散淤活血。新妈妈分娩后过度劳累，往往食欲缺乏、口干舌燥、饭量减少，适当吃些山楂，能够增进食欲，帮助消化，加大饭量，有利于身体康复和母乳喂养。另外，山楂有化淤活血的作用，能够帮助新妈妈排除恶露，减轻腹痛
猕猴桃	含有糖类，蛋白质、氨基酸、12 种蛋白酶、维生素 B_1、维生素 C、胡萝卜素以及钙、磷、铁、钠、钾、镁等多种成分	防止牙龈出血，防止产后便秘，还有美白、抗衰老、防癌的功效

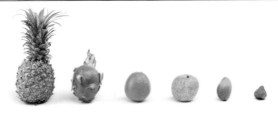

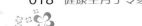

食物	营养含量	功效
香蕉	富含蛋白质、糖、钾、铁、纤维素、维生素A和维生素C等	香蕉中富含铁质，铁质是造血的主要原料之一，所以，新妈妈多吃些香蕉能防止产后贫血。需要注意的是，中医认为，香蕉属于甘寒食品，不宜吃得太多，以半条为宜，特别是月子的前几天，可以先在水中温一温再吃
樱桃	含碳水化合物、蛋白质，也含有钙、磷、铁和多种维生素	促进血红蛋白再生，既可防治缺铁性贫血，又可增强体质、健脑益智。樱桃汁有平衡皮质分泌、缓慢老化的功效，可以使面部皮肤嫩白红润、去皱清斑，樱桃对脾虚腹泻、补中益气、肾虚、腰腿疼痛等病症都有不错的疗效
橘子	富含维生素C、橘皮甙、柠檬酸、苹果酸、枸橼酸等营养物质	维生素C能增强血管壁的弹性和韧性，防止出血。产后，吃些烤热的橘子，有助于防止产后继续出血。另外，橘核、橘络（橘子瓣上的白丝）还有通乳作用
红枣	含有多种氨基酸、糖类、有机酸、胡萝卜素、各种维生素和钙、磷、铁等，同时枣中黄酮类、芦丁含量较高	具有补脾养胃、益气生津、调整血脉和解百毒的作用，尤其适合脾胃虚弱、气血不足的坐月子的新妈妈食用。其味道香甜，吃法多种多样，既可口嚼生吃，也可熬粥蒸饭熟吃
桂圆	富含多种维生素和矿物质	中医认为，桂圆味甘、性温、无毒，入脾经、心经，为补血益脾之佳果。产后体质虚弱的人，适当吃些新鲜的桂圆或干燥的龙眼肉，既能补脾胃之气，又能补心血不足。但桂圆易上火，新妈妈不可过多食用

专家指导

　　坐月子期间，为了自己身体的恢复和宝宝的苗壮成长，新妈妈应注意营养均衡，摄入充足的优质蛋白质。含优质蛋白质的食物包括鱼类、禽类、红肉、奶制品和豆制品等。同时，也要注意多吃谷物、新鲜的水果和蔬菜以及富含钙和铁的食物，做到精粗搭配，荤素搭配。月子里不偏食、挑食，新妈妈摄入的营养才能全面。

第 2 章

促进身体恢复
达到孕前好状态

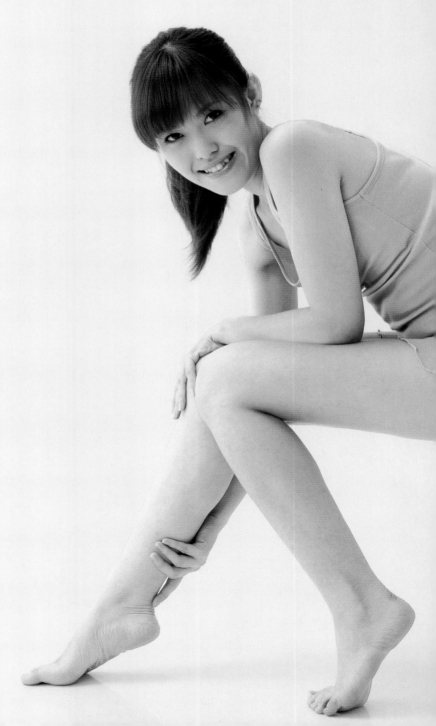

从孕妈妈到新妈妈，怎样度过适应期

十月怀胎，一朝分娩，新妈妈在喜悦之余，面对的是身体和生活巨大的变化：怀孕过程中，由于宝宝在子宫里，顶着新妈妈的膈肌逐渐上升，给心脏增加了负担，同时，肺脏负担也加重，鼻、咽、气管黏膜还可能充血水肿，肾脏负担也加重，内分泌系统、关节等都会发生相应的改变。这些器官的功能都要靠月子里的养护才能复原。在分娩的过程中，宝宝给妈妈的身体带来了一定程度的损伤。而在待产时遭受的剧痛，消耗的精力，会使新妈妈身体虚弱，抵抗力下降，这也需要产后休养才能复原。生活中，新增加的一员嗷嗷待哺，更需要新妈妈悉心地照顾，怎样喂养宝宝，怎样护理宝宝，初为人母的你需要一步一步去实践……新妈妈应调试好心态，积极去面对这些变化，很好地度过这段适应期。

调试好心态，最主要的是要重视坐月子。

坐个好月子，健康一辈子。坐月子是中国的传统习俗，新妈妈可以通过坐月子得到充分的调养与休息，让身体更好地恢复。只有身体恢复好了，才更有精力照顾好宝宝。

可怎样才算是坐个好月子呢？科学的坐月子的方法并不像传统习俗那样什么都"不能"，而是积极地通过科学的饮食方法，补充身体机能和哺乳所需的各种能量和营养素；通过生活中的一些注意点，密切关注身体恢复情况，注意月子期间的日常护理，远离禁忌和月子疾病，促进身体更好地恢复。

另外，要相信自己。产后由于生理上的变化，新妈妈的精神往往比较脆弱，加之压力增大，新妈妈有可能对自己产生怀疑，甚至可能出现产后抑郁症状。此时，新妈妈要相信自己能通过科学的坐月子方法，使身体得到充分的恢复；相信自己作为母亲的天赋，一定会养育一个健康聪明的宝宝。当然，新妈妈在情绪低落时，一定要和家人及时沟通，学会向丈夫倾诉，让丈夫理解你，多体谅你，在精神和生活上都给你支持，让家里保持欢乐的气氛，让你能在愉悦的环境下很好地度过适应期。

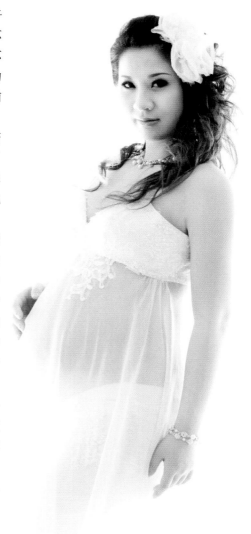

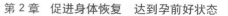

坐月子是改善体质的好时机

中医认为，体质是先天形成的，但与后天调养的关系也极为密切。女性一生中有三个重要补体质的黄金期：青春期、更年期及产褥期。产褥期也就是产后坐月子的阶段。这是因为怀孕期间，新妈妈身体的各个系统为了宝宝的生长发育需要，产生了一系列的变化，这为坐月子期间的体质改善创造了条件。而在孕育宝宝的过程中，孕妈妈的子宫、乳房会有一个再次发育的历程，这对女性本身也是个调整重塑的过程，这也是有些新妈妈在宝宝出生后，痛经的情况得到了改善的重要原因。此外，中医认为，生产过后"气血大失"，产后特别是产褥期，由于身体处于较为虚弱的状态，更易接受调养。因此，新妈妈应把握这个改善体质的关键期，加强月子期间的调养。

在调养过程中，新妈妈可以根据自己产前的身体状况，按需调养，更好地恢复元气。

＊寒性体质新妈妈的调养方案

调养前体质特性：面色苍白；怕冷或四肢冰冷；口淡不渴，舌苔白；大便稀软，频尿量多且色淡；有过敏性鼻炎，常咳嗽，痰涎清，涕清稀；遇冷头痛；易感冒。

调养方案：这种体质的新妈妈肠胃虚寒、手脚冰冷、气血循环不良，应吃较为温补的食物或药补，可促进血液循环，达到气血双补的目的。如麻油鸡、烧酒鸡、八珍鸡、八珍汤或十全大补汤等，原则上不能太油，以免腹泻。在饮食上可适当多吃苹果、草莓、樱桃等水果。不宜吃西瓜、梨子、菠萝、椰子、阳桃、西柚、哈密瓜、绿豆、冬瓜、苦瓜等食物，特别是北方及寒冷冬季分娩的新妈妈，饮食上更要注意不宜多吃寒凉的食物。

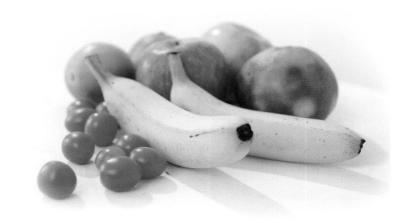

＊热性体质新妈妈的调养方案

调养前体质特征：面红目赤；怕热，四肢或手足心热；口干或口苦，舌苔黄或干，舌质红赤，易口破；痰涕黄稠；大便干硬或便秘；尿量少，色黄赤，味臭；皮肤易长痘疮。

调养方案：这种体质的新妈妈月子进补需选择偏凉补方药，如甘露饮等。不宜多吃麻油鸡，煮麻油鸡时，姜及麻油用量要减少，酒也少用。宜用食物来滋补，例如，山药鸡、黑糯米、鲈鱼汤、排骨汤等。可选丝瓜、冬瓜、莲藕等较为降火的蔬菜，或吃青菜豆腐汤，以降低火气。腰酸的人食用炒杜仲煮猪腰汤才不会上火。适宜吃的水果有：柳橙、草莓、葡萄、丝瓜、枇杷。

＊偏虚体质新妈妈的调养方案

调养前体质特征：通常会有疲倦、精神疲惫、腰膝酸软等情况。

调养方案：可适当根据中医医师的意见选用中药，中医治法中的重要原则便是"虚则补之，实则泻之"及"寒者热之，热者寒之"。需要注意的是，对于阳盛或阴虚体质的新妈妈，不宜用具有温热性质的中药，而阳虚或阴盛体质的新妈妈，则不宜用寒凉性质的中药。在饮食上可适当多吃些糯米、小米、黄米、山药、红薯、胡萝卜、香菇、豆腐、鸡肉、青鱼、鲢鱼、黄鱼等进行调养。

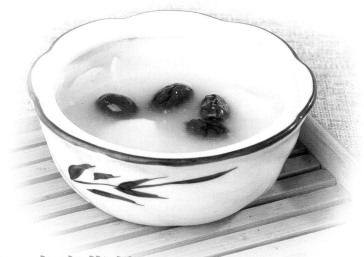

专家指导

值得注意的是，新妈妈在月子期间应慎用中药。中药是在中医辨证的基础上加以应用的，而每个个体的体质、自身状况均不相同，对于中医药不了解的新妈妈，调养时不要人云亦云、道听途说地应用中药，一旦用错中药不但对自己的健康不利，也会影响到宝宝的健康。对于身体素质较好的新妈妈，适当调养就能让身体逐渐恢复，不必用中药。但对气血损伤较大、身体很虚弱的新妈妈，或产后恶露未净、气血未通，或是感受外界邪气后，引起各种产后病症时，应咨询中医医师后再进行用药调养。

了解月子里的身体变化

在怀孕和生产过程中，新妈妈的身体经历了巨大的变化。了解自己身体的变化，对帮助身体各部分的恢复有重要作用。

* 子宫

分娩后，随着胎盘的排出，子宫也会通过不断收缩变回怀孕前的状态。一般情况下，分娩后第一天子宫底可降落至脐部，然后子宫底每天下降1~2厘米。到了产后2周，子宫进入盆腔，与耻骨联合平齐，从腹部便摸不到了。到产后6周时，子宫已经从分娩时的1000克逐渐减到60~70克，体积也会缩小到一个鸡蛋大小，恢复到怀孕前的水平，但硬度却稍有增加。这个过程被称为"子宫缩复"。到了产后42天左右，新妈妈可以到医院复查，检查子宫缩复的情况。适当下床活动、母乳喂养都有助于子宫恢复。

* 阴道

宝宝在通过阴道娩出的过程中会将阴道壁撑开，使阴道壁肿胀并出现许多小的伤口，使阴道壁肌肉的张力减弱，变得松弛。产后1周内，阴道会通过收缩逐渐缩紧，但仍无法完全达到孕前的状态。分娩后，新妈妈的阴道黏膜皱襞也会因为分娩时过度伸张而消失，产后3周左右才重新出现。如果分娩过程中实施了会阴切开术，新妈妈会在产后12天左右出现阴道痉挛现象，但很快就会消失。在阴道恢复期间，新妈妈可以通过提肛运动、凯格尔运动收缩阴道，帮助缩紧阴道。

* 乳房

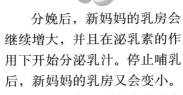

分娩后，新妈妈的乳房会继续增大，并且在泌乳素的作用下开始分泌乳汁。停止哺乳后，新妈妈的乳房又会变小。如果护理不当，还会出现乳房下垂的状况。在哺乳期间，新妈妈应注意乳房的护理。

* 膀胱

分娩时，胎儿的头部会压迫到新妈妈的膀胱，使尿道组织肿胀、淤血，新妈妈对膀胱胀满的敏感度降低，再加上膀胱壁松弛，排尿能力减弱，新妈妈很容易出现排尿困难。此外，分娩还会使支持子宫、膀胱、直肠等器官的韧带、骨盆底筋膜、肌肉组织过度伸展、损伤或撕裂，造成膀胱膨出，从而引起尿失禁。如果新妈妈出现排尿困难，往往需要通过使用导尿管来帮助排尿，预防尿潴留。新妈妈可以借助一些外部帮助刺激自己排尿：新妈妈可以自己轻轻按压膀胱，也可以用温开水熏洗外阴，还可以在小腹上焐热毛巾，或者打开水龙头，用流水的声音刺激自己排尿。而新妈妈如存在压力性尿失禁，可以通过凯格尔运动等锻炼来促进恢复。

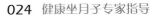

＊腹部肌肉

无论是剖宫产还是自然分娩，有 60%～70% 的新妈妈在产后 3 天检测时会发现腹直肌出现两指宽的分离。即使坐完月子，仍有 30% 的新妈妈不能完全恢复，造成腹肌松弛。新妈妈在坐完月子后进行一些恢复性锻炼，可以促进腹部肌肉逐步恢复。

＊骨盆肌肉

骨盆是由 2 个大的髋骨（包括髂骨、坐骨及耻骨）和尾骨（脊柱下方的 4 块小的骨骼）构成的盆状结构，主要的功能是支撑身体，保护子宫和膀胱。在骨盆的底部有一组由三层肌肉构成的肌肉群，被称为骨盆肌肉，起着充当尿道口、阴道口、肛门及使这些出口紧密闭合的作用。女性怀孕期间，骨盆会承担起支撑胎儿、胎盘，扩大的子宫等责任。分娩过后，骨盆肌肉会因极度扩张而脆弱，也会使新妈妈的排尿、排便受到影响。新妈妈可以通过凯格尔运动，促使骨盆肌肉尽快恢复强健。

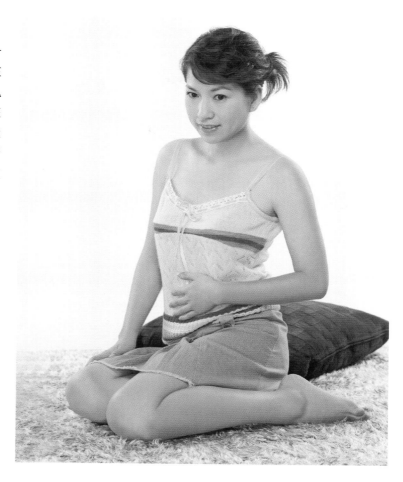

专家指导

产后身体恢复的过程是循序渐进的，新妈妈不要操之过急，以免锻炼不当而适得其反。

会阴侧切后该如何护理伤口

会阴侧切是产科常见的小手术之一。因伤口位置特殊，随时都可能感染，新妈妈在手术后应该小心护理会阴侧切的伤口。

✳ 会阴侧切术后护理方法

勤冲洗：拆线前，每天应该冲洗伤口 2 次，大便后也要冲洗 1 次。冲洗时可用一个消过毒的瓶子装满温水，用倒出来的水流冲洗伤口，或用水拍打会阴周围。拆线后，如果恶露没有排干净，仍应坚持每天用温开水冲洗外阴 2 次。

多泡浴：新妈妈可养成每天泡 4 次温水的习惯，每次泡 15 分钟，可帮助缝线的吸收（现在的医生一般都是使用可吸收而不用拆线的肠线），并可促使伤口尽快愈合，避免感染。泡温水时最好不要加入市售的清洁液（它们会使伤口过分干燥而脱皮，使伤口更痛），只使用清水即可。

保干燥：新妈妈如厕、洗完澡后，要用面巾纸轻拍会阴部，保持伤口的干燥与清洁。

防裂开：新妈妈在产后恢复期间一定要注意保持大便通畅，排便时最好采用坐式，并尽量缩短时间，以防伤口裂开。拆线后，在伤口未彻底愈合前也不要进行过多、过剧烈的运动，以免伤口裂开。

✳ 应该注意的异常状况

1 缝合后 1~2 小时刀口部位出现严重疼痛，并有逐渐加重趋势，甚至出现肛门坠胀感。

2 产后 2~3 天，伤口局部出现红、肿、热、痛等症状，有时伴有硬结，挤压时有脓性分泌物，或有发烧现象，应该尽快到医院治疗。

3 伤口裂开。

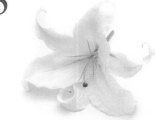

专家指导

新妈妈应注意会阴侧切的愈合情况，避免出现"疤痕疙瘩"。一般来讲，刀口的疤痕组织主要成分是胶原纤维。经过一段时间胶原纤维会被分解、吸收，从而使疤痕组织变软、变小，疼痛感减轻或消失。但有的新妈妈天生属于疤痕体质，会阴伤口在愈合时容易形成高出皮肤并且有压痛感的不规则硬块，也就是通常所说的"疤痕疙瘩"。为避免这种情况，新妈妈产后应及时请医生检查。如果已经出现"疤痕疙瘩"，则应在医生指导下外敷治疗。如果疤痕特别严重，可去医院做手术把疤痕切掉。

顺产妈妈产后如何护理身体

顺产的新妈妈，除了按照以上的方法护理侧切的伤口外，还应注意如下护理：

✳ 观察恶露，保持清洁

产后恶露持续4~6周，在恶露排出期间，建议采用卫生巾或卫生护垫，不宜用内置棉球，刚开始约1小时更换1次，之后2~3小时更换即可。更换卫生垫时，由前向后拿掉，以防细菌污染阴道。注意手不要直接碰触会阴部位，以免感染，不利于伤口的愈合。在大小便后用温水冲洗会阴，擦拭时要由前往后擦拭或直接按压拭干，勿来回擦拭。冲洗时水流不可太强或过于用力冲洗。

✳ 适当按摩，促进子宫恢复

按摩子宫可以帮助子宫的复原及恶露的排出，还可预防因收缩不良而引起产后出血。

方法：先找出子宫的位置，自然分娩的新妈妈，可以轻易在肚脐下触摸到一个硬块，即子宫的位置。当子宫变软时，用手掌稍施力量于子宫位置环形按摩，使子宫硬起，则表示收缩良好；当子宫收缩疼痛得厉害，则暂时停止按摩，可采俯卧姿势以减轻疼痛，若仍疼痛不舒服，影响休息及睡眠，可通知医护人员。剖宫产有伤口的新妈妈不适合进行子宫按摩。

✳ 关注排便，避免尿潴留和便秘

正常情况下，顺产后2~4小时新妈妈就会排尿，产后12~24小时排尿次数会大为增加。一般医生都会提醒你早排尿。由于会阴伤口疼痛及生产时膀胱和尿道受损及压迫，可能在产后有解小便或解不干净的感觉，如果4小时后仍没有排尿或者解小便不通畅，建议及时找医生就诊，以免发生尿液滞留，必要时在医生的指导下使用导尿管。

产后大便的时间因人而异。一般而言，由于孕期便秘、分娩或药物等多种原因的影响，新妈妈生完宝宝后的头两天不排便是很常见的，但为避免产后便秘，你要养成产后去厕所的习惯。此外，月子期间，注意饮食均衡，多吃高纤维食物，特别是蔬菜水果，多喝水，还要尽早在身体允许的条件下下床走动，避免便秘。

专家指导

顺产妈妈早下床活动，可以帮助肠蠕动，减轻腹胀，预防血管栓塞。新妈妈第一次下床，可能因姿势性低血压、贫血或空腹造成血糖下降而头晕，最好是在家属或护理人员协助及陪伴下下床。下床时，新妈妈动作要慢，先坐于床缘，无头晕再下床。剖宫产新妈妈于手术后24小时后可以下床，新妈妈在下床时可以使用腹带或用手支托伤口，以减轻伤口疼痛。

剖宫产新妈妈该怎么护理伤口

新妈妈采用剖宫生产后，医护人员会告诉你怎样护理伤口，以尽量保持伤口清洁，防止感染，一般来说，主要注意以下几个要点：

✻ 保持伤口清洁干燥

现在的剖宫产手术，大多是由下腹部耻骨上缘一指半到二指处开横的切口，在新妈妈剖宫生产的隔天，医护人员会检查伤口并换药，出院当天再换药一次，之后就直接贴上纸胶。

新妈妈应小心护理伤口，避免伤口感染。剖宫产新妈妈产后出汗较多，住院期间可采用擦浴、勤换衣服等方法保证清洁。术后2周内，避免腹部切口沾湿，全身的清洁宜采用擦浴，且要勤换内衣。一般剖宫产后14天左右，在伤口完全愈合好，伤口无红肿、渗出的情况下，你就可以淋浴，但时间不要过长，最好不要超过20分钟，并保证室温在26℃左右、水温在37℃左右（注意一定不能盆浴或坐浴）。洗浴时，你应注意不要揉搓伤口。

一般情况，正确护理是不会留疤的，只会留下一条铅笔大小的细纹，一般不会影响日后的美观。然而，有的新妈妈求好心切，常常涂一些优碘之类的药物，反而容易造成手术伤口处的色素沉淀，留下疤痕。

✻ 减少伤口疼痛的方法

剖宫产时所用的麻醉药会在术后几小时渐渐失去效果，你会感到剧烈疼痛。在疼痛剧烈、影响到你的睡眠和休息时，医生会让你适当用些止痛药。此外，你可以采取半卧位，以减少伤口的张力，减轻疼痛。下地活动或咳嗽时，你可以用一只手捂住伤口，防止伤口被牵扯而疼痛。听听轻音乐（或其他比较舒缓的音乐），与家人分享与小宝宝在一起的快乐（比如看宝宝游泳、洗澡）等，都可以分散注意力，减轻疼痛。一般情况下，剖宫产伤口的疼痛在3天后会自行消失。

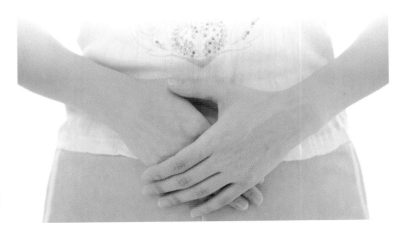

＊需要注意的异常状况

一般情况下，术后当天伤口出现少许渗血、渗液是正常的，你不必害怕，用酒精擦拭并保持干燥即可。如果伤口渗出过多，新妈妈可以通知医护人员，请他们根据实际情况进行适当处理。如果出院后伤口又出现红、肿、热、痛、渗血、渗液等情况，你一定要及时到医院诊治，并请医生作出相应处理。

专家指导

伤口疼痛时，新妈妈注意止痛药一定不能用得过多、过频繁，否则就会影响新妈妈子宫收缩和肠蠕动功能的恢复，不利于健康。如果止痛药用得过了量，还会使新妈妈过度兴奋，诱发产后子痫。因此，在伤口疼痛时，新妈妈就要多一些忍耐，最好不要再使用药物止痛。

分娩后什么时候可以下床

小月是顺产的，从产房推出来休息了一会儿感觉自己的状态好多了，正要坐起来，没想到被陪在旁边的妈妈一把按住："干吗干吗，你现在不能乱动，好好休息才能恢复得快！"这时正好护士过来给小月量体温，看着小月妈妈紧张的样子就笑了，走上前扶起小月靠在床头，对小月妈妈说："没关系，只要她感觉好，现在下床都没问题，还有利于身体恢复呢。"小月妈妈很惊讶，刚生完宝宝的小月真的现在就能下床活动吗？

产时新妈妈感到十分疲劳，的确需要很好的休息。但并不是说每个新妈妈都要长期卧床休息，其实，及早下床活动有很多好处：

1 促进宫内积血排出，减少感染的发生。

2 产后血流缓慢，容易发生血栓，早下地活动可以促进血液循环、组织代谢，防止血栓形成，这对有心脏病及剖宫产的新妈妈尤为重要。

3 早下地活动，可促进肠蠕动，排气早，防止肠粘连，

这对剖宫产的新妈妈是很重要的；早下床活动有利于防止便秘、尿潴留的发生。

4 有利于体力恢复，增加食欲，促进母乳产生及产后的营养吸收。

＊具体来说，新妈妈什么时候可以下床呢

　　顺产的新妈妈，经适当休息就可以下床活动了。开始可下地如厕，在床旁轻微活动，如觉体力较差，可在护士或家属协助下活动，以后可逐渐增加活动量，甚至可做产后运动，促进恢复。剖宫产新妈妈除非有明确的不适症状必须卧床外，大约第2天以后即可下床，不会影响伤口的愈合。不过手术后的伤口会相当痛，新妈妈应量力而行。

　　新妈妈起床时不应过快过猛，防止一过性脑缺血而摔倒，至于起床以后的活动量应当慢慢增加。起床的第一天，早晚各在床边坐半小时，第二天可以在房里走走，以后再逐渐增加活动范围与时间。一周后可适当地作些轻微的手、腿、腰部的摆动练习，并逐渐过渡到做床上操、形体操，或广播操。而俯卧撑、仰卧起坐等锻炼方法，对于减少腹部、腰部、臀部的脂肪积累具有明显的效果。值得一提的是，应该注意避免下地活动时间过长，活动强度过大，以免适得其反，影响新妈妈身体康复。

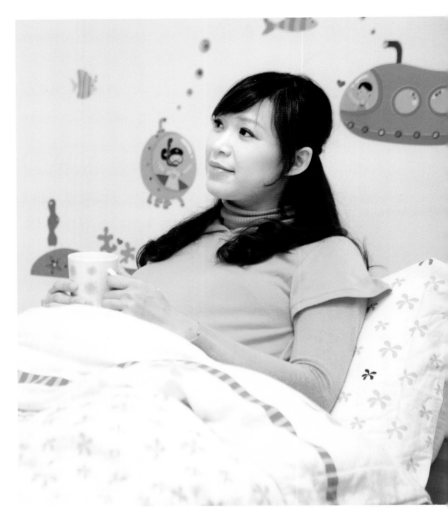

专家指导

　　如果身体恢复良好，剖宫产术后10天左右，新妈妈就可尝试着进行一些抬腿、屈腿、抱膝坐、俯卧位屈腿抬臀等轻柔动作。如果体力允许，新妈妈应早日下床活动，并逐渐增加活动量，以促进恢复。

分娩后留意恶露的变化

无论新妈妈是顺产还是剖宫产，产后都会出现一些阴道分泌物，叫做恶露。恶露的变化昭示着新妈妈子宫的恢复情况，是新妈妈健康的一面镜子。所以，你要学会观察自己的恶露情况，发现其中有问题时，应及时上医院检查、治疗。

* 恶露的变化情况

正常的恶露排出大致分为三个阶段：

1 血性恶露时期。在产后最初的几天里，恶露应该是鲜红色的，就像是大量的月经，大部分是血液和脱落的子宫内膜组织。这时候的恶露既可能间断地、小股地流出，也可能比较均匀地流出。如果你躺了一阵子，阴道里集聚了一些血液，起身之后，就可能会看到一些小血块，这是子宫中的黏液及坏死的内膜组织。

2 浆性恶露时期。产后4~10天排出，随着子宫内膜的修复，出血量逐渐减少，颜色转为暗红色与棕红之间，性状变得更像水一样。

3 白恶露时期，到产后第10天左右，应该只有少量白色或浅黄色的分泌物——主要是白细胞和子宫内壁脱落的细胞，早晨的排出量较晚上多，一般持续3周左右停止。

* 需要注意的异常情况

如果出现下列情况，你应引起重视，并及时去医院就诊：

1 分娩4天以后，恶露仍然是鲜红色的。

2 血量大到不正常的程度（1小时内浸透一片卫生巾，或出现比高尔夫球还大的血块），有时排出烂肉样的东西，或者胎膜样物，这时应考虑子宫内可能残留有胎盘或胎膜，这预示着随时有可能出现大出血，应立即去医院诊治。

3 正常恶露有血腥味，不臭。如有臭味，或者新妈妈出现发烧或者打寒战症状，需要马上去医院就诊。

4 如果恶露颜色已经变浅后，再次出现鲜红色的血点，新妈妈应好好休息。如果卧床休息一天以后，仍有血点出现，新妈妈最好去医院就诊。

专家指导

产褥期保健不当是引起恶露异常的重要原因。产后24小时后应下床活动，可帮助子宫复原及有利于恶露排出。然而有些新妈妈长期不下床活动，暑热天气也关门闭户。一些无知的丈夫还在产褥期强迫与妻子行房事，造成阴道黏膜破裂、子宫内膜感染，造成恶露异常，此时，新妈妈应及时去医院就诊。

产后应重点保护好腰部

梅子回忆起自己的坐月子，称最大的体会就是常弯腰导致的腰痛。由于梅子的宝宝在月子里有点拉稀，需要梅子时常起来换尿片。开始没什么不舒服，但出月子后，梅子就明显感觉到腰部很容易疼，像坐久了或站久了都会觉得腰痛，都落下病根了。梅子现在都后悔不已："当初没听长辈们的劝告重点护理腰部，所以才会这样，唉！"

梅子的腰痛病因是月子期间疏于护理造成的。新妈妈分娩后，内分泌系统尚未得到调整，骨盆韧带还处于松弛状态，腹部肌肉也由于分娩而变得较为松弛。加上产后照料宝宝要经常弯腰，或遇恶露排出不畅引起血淤盆腔，都易诱发腰部疼痛。如果产后不注意休息使身体过于疲劳，采取不当或不放松的姿势给宝宝喂奶，使腰部肌肉总处于不放松的状态中，或经常久站、久蹲、久坐或束腰过紧等，都可导致腰肌劳损，诱发腰痛。产后不慎受湿寒侵袭，致使经络不通，也会引起腰痛。新妈妈应加强月子期间的腰部护理，促进腰部的健康恢复。

✴ 从孕期即开始预防腰痛

孕期对腰部的考验很大。新妈妈在怀孕期间应均衡合理地进食，避免体重过于增加而增大腰部的负担，同时注意充分休息，坐位时可将枕头、坐垫一类的柔软物经常垫在后腰上，使自己感到很舒服，以减轻腰部的负荷。同时，在医生指导下适当地做一些预防腰痛的体操，对预防产后腰痛也有一定的作用。

✴ 月子期间避免经常弯腰或久站久蹲

在月子期间，应给新妈妈提供充分的便利，避免经常弯腰或久站久蹲的动作。例如购买可以升降的婴儿床，准备和新妈妈身高适当的换尿布台，避免每次抱或放宝宝、给宝宝换尿布时总得过于弯腰。你自己也要引起足够的注意，在产后 3 个月内避免经常弯腰或久站久蹲。

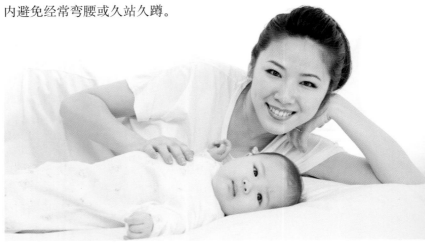

*给宝宝喂奶时注意采取正确姿势

月子期间给宝宝喂奶时，你可以侧身躺着给宝宝喂奶，坐着喂奶时，最好在膝上放一个枕头抬高宝宝，这样可承受重量，避免腰部过于用力。

*在生活中注意防护腰部

1 月子期间不宜使用过于柔软的床，产后保持充分睡眠，经常更换卧床姿势，避免提过重的物体或将物体举得过高，不要走远路。

2 注意防风、保暖，避免受湿寒侵袭。

3 月子期间不宜穿高跟鞋，以免增加脊柱压力，新妈妈以穿布鞋为佳，鞋底要柔软。

4 饮食上多吃牛奶、米糠、麸皮、胡萝卜等富含维生素 C、维生素 D 和 B 族维生素的食物，避免骨质疏松而引起腰痛。

5 学会放松精神。紧张情绪会使血中激素增多，促发腰椎间盘肿大而致腰痛，愉快心情有助于防止腰痛发生。

6 经常活动腰部，使腰肌得以舒展。如果感到腰部不适，可按摩、热敷疼痛处，促进血液循环，改善腰部不适感。

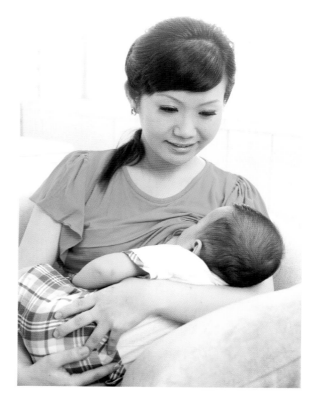

7 从产后 2 周开始，你可以在保健医生的指导下做加强腰肌和腹肌的运动，增强腰椎的稳定性，如做仰卧起坐动作。

❧ 专家指导 ❧

新妈妈在产后感到腰腿痛一般来说是属于生理性的变化，是可以恢复的，如果属于怀孕和分娩引起的疼痛，一般在产后 1 周后疼痛就会减轻。新妈妈在坐月子期间注意劳逸结合，将会恢复得很好。如果疼痛不但不见减轻，相反逐渐加重，就要及时去医院就诊。

产后多久可以开始运动

月子期间进行适量的运动不仅有利于新妈妈产后身体的恢复，还为6周后的瘦身计划打好了基础。顺产的新妈妈如果觉得身体没有问题，完全可以在分娩之后，马上在床上进行一些简单的运动，锻炼骨盆底和下腹部肌肉。

＊顺产新妈妈月子里的运动

凯格尔练习（又称"骨盆底肌肉练习"）。凯格尔练习可以改善会阴区域的血液循环，收紧骨盆底肌肉，可以避免诸如尿失禁等问题。新妈妈平躺在床上，膝盖弯曲，双脚平放，然后开始收缩阴道肌肉，感觉就像小便时要中断尿流一样，保持收缩数到4，然后放松，重复10遍为一组，每次做3~4组，每天做3次。

半仰卧起坐。能够帮助锻炼腹部肌肉。仰卧，双膝弯曲，双手抱在头后，深吸一口气，然后呼气的同时收缩腹肌，抬起头部和双肩，后背下部仍然平放在床上。慢慢将头肩放下，恢复平躺姿势。重复8~10次。

＊剖宫产新妈妈术后运动

剖宫产的新妈妈，最好还是先休息4~6周，等伤口完全愈合后，再开始运动。但如果新妈妈身体恢复良好，也可以在手术后10天左右，进行一些轻柔的肢体活动。

1 仰卧，两腿交替举起，先与身体垂直，后慢慢放下来，两腿分别做5次。

2 仰卧，两臂自然放在身体两侧，屈曲抬起右腿，并使大腿尽力靠近腹部，脚跟尽力靠近臀部，左右腿交替做，各做5次。

3 仰卧，两膝屈曲，两臂交叉合抱在胸前，后慢慢坐成半坐位，再恢复仰卧位。

4 仰卧，两膝屈曲，两臂上举伸直，做仰卧起坐。

5 俯位，两腿屈向胸部，大腿与床垂直并抬起臀部，胸部与床贴紧。

以上恢复动作可早晚各做1次，时间根据你的恢复而定，从2~3分钟逐渐延长到10分钟。

专家指导

新妈妈在月子期间的运动应注意安全，循序渐进，千万不要运动过量。如果新妈妈发现恶露流量增加，或者颜色变成鲜红色或鲜粉色，应立刻停止锻炼，并去医院检查，因为这可能是出血的征兆。如果在孕期没什么运动，或者以前就很少运动的新妈妈，最好放慢重新开始运动的步伐，等到产后6周检查身体之后，再开始进行锻炼。

产后乳房护理，健美防病

张女士非常爱美，没生宝宝之前就为要不要母乳喂养苦恼不已。母乳喂养可以给宝宝提供安全又富含营养价值的食物来源，促进亲子间的互动这些益处她都知道，可万一母乳喂养导致乳房变形怎么办？能不能在母乳喂养的前提下，采取一定的措施让乳房依然坚挺如昔呢？

其实，母乳喂养不但对于宝宝的健康成长有帮助，对新妈妈身材的恢复更有想象不到的效果。新妈妈喂母乳的行为动作，可以加速新妈妈的新陈代谢功能，将体内多余的养分输送出来，对新妈妈瘦身是很有帮助的。而且在母乳喂养的过程中，如果新妈妈做好乳房护理，母乳喂养不仅不会影响乳房原貌，新妈妈的乳房在哺乳期后还会变得更加丰满、结实，并可以预防乳腺炎等乳腺疾病，可谓一举多得。

＊正常哺乳方法预防乳房下垂

哺乳时要讲究方法。首先不要让宝宝太贴近胸部。如果宝宝所处的位置比较正确，新妈妈应该不会在宝宝吸吮时感到乳头肿痛。宝宝开始吸吮时，你还可以发现他的太阳穴与耳朵在微微颤动。哺乳时不要让宝宝过度牵拉乳头，每次喂奶，

先让宝宝吸一侧乳房，吸空后，再吸另一侧，反复轮换，并尽量换用不同的乳房来哺育。在第二次哺育新生宝宝时，新妈妈应该让宝宝吸吮另一侧的乳房，以避免一侧胸部受到太大的压力，造成乳房不对称或提前下垂的情况。你还可以哺乳前在胸部洒一些温水，这样做可以促进乳汁分泌，新生宝宝可以不费力地吸吮出乳汁，避免对乳房造成伤害。假如新妈妈乳房变硬，可以用手把奶挤出来，这样不但方便新生宝宝吸吮，还可以避免乳头被宝宝吮破。每次哺乳后，用手轻轻托起乳房按摩 10 分钟，出月子后还可以用冰冷的毛巾擦拭乳房，能起到收缩血管，降低乳房肿胀程度的作用。这样，你能保持断乳后乳房仍旧丰满，并能保持两边乳房一样大。

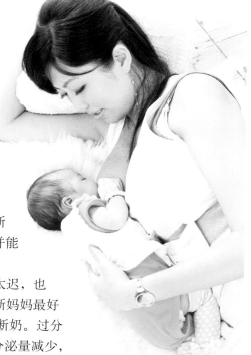

断奶的时间不宜太迟，也可以保持完美胸形。新妈妈最好在宝宝周岁左右给他断奶。过分延长哺乳时间，乳汁分泌量减少，

会使乳房变得干瘪，断奶后乳房会失去丰满，影响曲线美。

✽ 饮食起居中的乳房护理

1 保持乳房卫生。每日用温水洗浴乳房2次，忌用过冷或过热的水刺激乳房。清洁乳房的时候，不要用毛巾大力擦拭，可以用脱脂棉球蘸水或宝宝沐浴露擦洗乳房，注意避免使用碱性香皂。清洗完之后可进行适当的按摩，防止乳房下垂。

2 戴合适的哺乳胸罩。专为哺乳设计的胸罩吸水衬垫可以防止外衣被沾湿，还具有预防乳房下垂的作用。注意哺乳胸罩切忌过紧，以免压迫胸部，也不可太松，以免支撑不足引起乳房下垂。

3 避免过于压迫乳房。乳房受外力挤压，有两大弊端：一是乳房内部软组织易受到挫伤，或使内部引起增生等；二是受外力挤压后，较易改变外部形状，使上耸的双乳下塌、下垂等，因此你应注意睡觉时不宜过于压迫乳房，护理时动作也应尽量轻柔。

4 睡姿要正确。新妈妈的睡姿以仰卧为佳，尽量不要长期向一个方向侧卧，这样不仅易挤压乳房，也容易引起双侧乳房发育不平衡。

5 忌过度节食。饮食可控制身体脂肪的增减。乳房内部组织大部分是脂肪。乳房内脂肪的含量增加了，乳房才能得到正常发育。

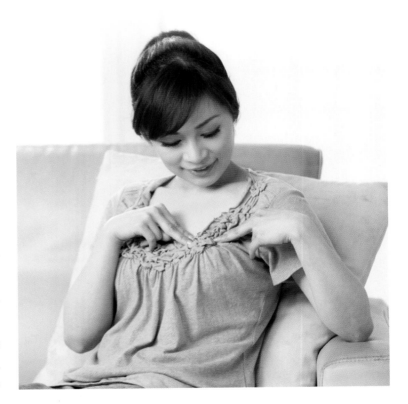

专家指导

当新妈妈发现有乳腺炎感染的症状时，应该停止哺乳，以免宝宝受到细菌感染，同时赶紧就医，观察宝宝是否受到感染。

不容忽视的手指和手腕恢复

去看望坐月子的幽兰，她在说了很多宝宝经之余，谈到了她坐月子的恢复问题："不知道是宝宝抱多了，还是用吸奶器的问题，月子里两手的大拇指一动就很疼，疼得连毛巾都不能拧，拿筷子、举杯子、拿奶瓶时会使疼痛加剧，右手中指也不能正常弯曲。现在左手手腕骨好像多长出来一块小骨头。唉，坐月子还是应该听老人的，不能逞强，不能太累，不然出现什么毛病，以后恢复起来都难了。"

幽兰的这种状况有可能是手指肌腱炎，这是由于坐月子期间过于劳累或受到风寒的侵袭导致的。分娩时新妈妈皮肤的毛孔和关节张开，产后气血两虚，如果受到风寒的侵袭，就会使风寒滞留于肌肉和关节中。加之不停地为宝宝换尿布以及喂宝宝，容易造成肌肉、关节损伤。如果没有及时治疗，就会使肌肉关节的损伤进一步加重，引起肌腱和神经发炎。

因此，新妈妈在坐月子期间应作好护理，警惕手指和手腕出现疼痛的症状。

1 在月子里要小心风寒侵入，居室不可温度过低，不可潮湿；避免有风直吹新妈妈的身体；注意患处保暖，避免受凉；洗浴时注意水温，避免用凉水洗澡、洗手，并注意洗浴的时间不宜过长。

2 照料宝宝要适度，不要过于劳累，避免长期抱着宝宝。抱宝宝时，尽量不要单手抱，不要抱太久，不要过分依赖手腕的力量，要将宝宝靠近自己的身体，以获得较佳的力学支撑。当手腕和手指出现疼痛时一定要注意休息，照料宝宝的事最好请他人代劳。

3 月子里注意营养均衡，多吃含钙的食物，少吃酸辣食物，不喝咖啡和酒，促进身体机能的恢复。

4 平时注意做腕部放松运动，如抖腕、屈伸腕部等，使关节得以放松，从而减轻不适症状。

5 在刚感到疼痛时就应及时去看医生，避免做腕及拇指的活动，避免用力，也不可用力去按摩疼痛的地方。

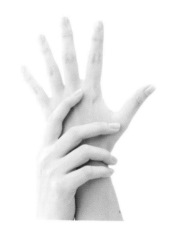

专家指导

如果新妈妈出现手指、手腕疼痛的症状，可在医生的指导下服用一些消炎药，减轻疼痛，降低发炎概率。在手指和手腕康复期间，要尽量让患处休息，一旦疼痛稍微缓解，新妈妈可以开始做温和的拉张运动，包括：大拇指的弯曲、伸直、外展、内收，手腕的弯曲、伸直、侧弯、旋转等动作，促进手指、手腕的恢复。

产后什么时候恢复月经

许多新妈妈都关心产后什么时候恢复月经的问题。这个问题因人而异，取决于你的身体状况和是否使用母乳喂养宝宝以及喂养的次数及时间的多少、产妇年龄、卵巢功能以及内分泌功能的恢复情况等。

*月经恢复受母乳喂养影响很大

1. 母乳喂养的新妈妈

一般来说，母乳喂养会推迟新妈妈的月经恢复的时间。完全母乳喂养的新妈妈可能最长有半年到一年的时间都不会来月经，如果宝宝属于混合喂养，在吃母乳的同时还喝婴儿配方奶粉，那么新妈妈月经恢复的时间也会稍稍提前一些。也就是说，新妈妈用母乳喂养宝宝的次数越多，你的月经恢复的时间就会越晚。而宝宝开始添加辅食后，母乳喂养的次数和吸奶时间会相应减少，这时月经就有可能恢复了。

2. 不用母乳喂养的新妈妈

如果新妈妈完全靠婴儿配方奶粉来喂养宝宝，那么最快在生产后一个月就可能恢复月经了，当然也有可能会延迟到2~3个月。

*产后第一次来月经的症状

恶露逐渐转变成白色恶露以后，没有任何原因地变成出血，量就像过去的月经量或者比过去的量稍多，但没有其他不适感，那很有可能就是恢复月经了。一般来说大部分妈妈的产后第一次月经量比孕前月经量稍多，一周内就会干净。

*月经没来不代表没有排卵

新妈妈可能在恢复月经之前，就会排出产后第一颗卵子。

所以，在新妈妈恢复性生活时，如果没有采取避孕措施的话，就有可能再次怀孕。所以，新妈妈月经没有复潮之前，恢复性生活也应该注意避孕。

*恢复月经不等于产后恢复排卵

同样地，恢复月经并不能表明产后恢复排卵，但是哺乳时间愈长，次数愈多，则闭经时间延长，排卵机会也会相应减少。研究表明：产后6个月的婴儿全部纯母乳喂养的母亲排卵率仅为1%~5%。但即使是这样，为以防万一，纯母乳喂养的新妈妈恢复性生活也应该注意避孕。

专家指导

新妈妈月经来潮的时间各异，所以应放平心态，不要看到别的新妈妈产后很快就来月经了，而自己生完宝宝几个月了却还没来就焦虑紧张。过于紧张的情绪会导致闭经。如果你有些担心，可以告诉医生，让医生帮你作出诊断，确保你的情况是正常的。

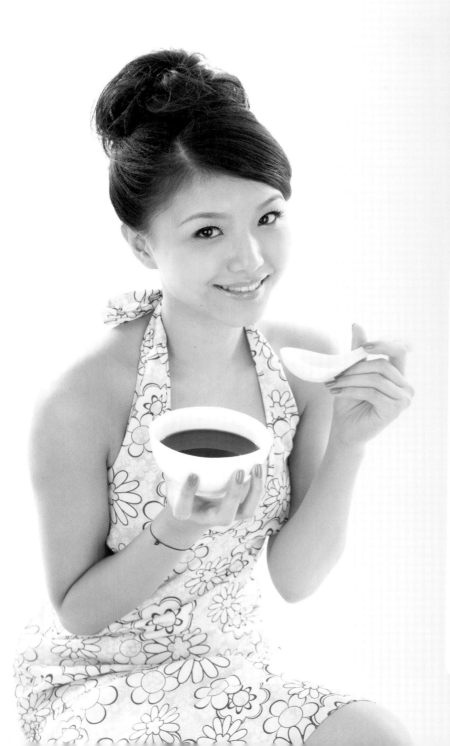

第 3 章

注重日常护理 安度月子生活

出院须知

一般来说，如果分娩一切顺利，新妈妈可能在顺产后2天内或剖宫产后4天内就可以出院了。出院时，新妈妈应在医生的指导下掌握照顾新生儿的基本知识，做到有备无患，在照顾自己的同时好好照顾宝宝，做一个幸福的新妈妈。

＊ 了解出院前医院作的准备

1. 出院前医生须为新生儿完成全身的健康检查。
2. 确定黄疸值在可接受的范围内。
3. 护理人员须确认宝宝的新生儿代谢筛检工作已完成。
4. 护理人员核对预防注射（卡介苗及B型肝炎第一剂）是否完成。若未接种者，应查明原因，并完成预约时间。
5. 备妥出院前医院提供的物品，如出生证明、健康手册、B型肝炎手册、育婴手册、脐带护理包、临时挂号证、预约挂号单等。

＊ 了解新生儿护理的常识

医院应该教会新父母如何在家护理好新生儿，其内容包括：

1. 新生儿沐浴。
2. 脐带护理。
3. 喂奶知识。
4. 预防注射。
5. 新生儿代谢筛检。
6. 黄疸之观察。
7. 体温测量及异常体温之处理。
8. 新生儿常见问题的处理等。

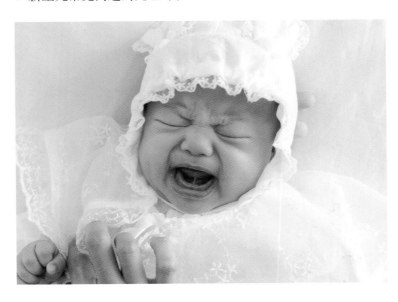

新生儿不舒服时，会以异于平常的表现及肢体动作表现出来，所以你在住院的日子里要学会如何去读懂。当你的宝宝出现以下这些状况时，应就医诊治：

1. 活动力变差，哭声弱，平常活蹦乱动的突然不太哭闹、活动。

2. 昏昏欲睡，显得特别累，不易叫醒，吵醒后又立即入睡。

3. 食欲变差，吃奶量明显减少，没胃口，若强迫吃奶即吐奶。

4. 吃奶时变得很累，出现气喘、口鼻周围发紫、异常的盗汗等。

5. 体温38℃以上。

6. 喷射性吐奶。

7. 严重的腹泻。

8. 肤色愈来愈黄。

9. 耳朵有分泌物流出。

10. 呼吸时有异于平常的呼吸声或有浓稠性的鼻涕。

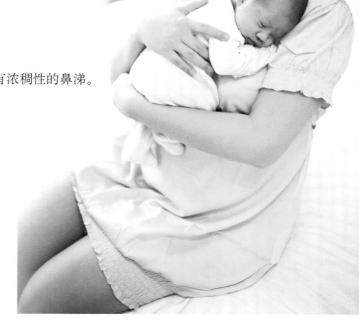

了解这些知识后，新妈妈应备妥抱宝宝回家时宝宝当天穿的衣物、包巾，若回家路程所需时间超过7小时以上，则需准备奶瓶、奶粉、开水，以备中途所需。

出院准备工作，对于新父母来说是相当重要的，希望新父母们能善用医院提供的资源，使每个宝宝都能在父母的爱心呵护下健康地成长。

专家指导

为避免出院前新妈妈领错宝宝，护理人员在核对婴儿及其身份的标志时，会非常认真地遵循医院的手续，比如出院时会由两位护理人员双重核对姓名及性别等。请在出院前对此作详细了解。

布置一个舒适宜人的房间坐月子

新妈妈坐月子，首先需要一个舒适宜人的环境。室内环境安宁、整洁、舒适，有利于新妈妈的休养。而优美的环境不但能美化新妈妈的生活，有利于新妈妈休息，还能美化新妈妈的心灵，致使其精神愉快，早日康复。如果室内摆设杂乱无章，空气污浊，喧嚣吵闹，都会影响新妈妈的身心健康。

＊控制室内的温度和湿度，促进新妈妈恢复健康

新妈妈居室中应该整齐清洁，安静舒适，不拥挤，不黑暗，通风通气，保持良好的温度和湿度。居室中的温度最好是20℃~22℃，温度太高，使人头晕脑涨，精神不振，昏昏欲睡或烦躁不安。温度太低，使人身体发冷，易于感冒。天气过于炎热时，为了避免新妈妈中暑，可用电风扇或空调来降室温。但切不可把温度降得过低，以免新妈妈和宝宝受凉，患上伤风感冒。室内湿度也要维持在50%以内，湿度太低，使人口干舌燥，鼻干流血；湿度太高，使被褥发潮，人体关节酸痛。如果室内太干，必须为室内加湿，或在暖气上放水盆，炉上放水壶或洒水；室内太湿，可以放置除湿器或开门通气。

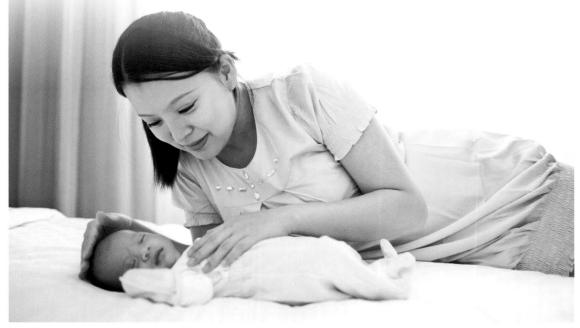

＊定时开窗换气，保持房间空气清新

有的新妈妈坐月子时，居室往往是门窗紧闭，俗称"捂月子"。这是有一定道理的。因为新妈妈的身体比较虚弱，抗病能力变弱，要注意避风寒湿邪，尤其是妊娠时骶髂韧带松弛，骶髂关节损伤，一旦受风、受寒、受湿，便极易导致腰腿疼痛。所以，新妈妈必须避风寒和潮湿。但避风寒和潮湿，并非紧闭门窗，开窗换气对新妈妈的健康有重要作用。

新妈妈新陈代谢旺盛，出汗多，乳汁的分泌，恶露的排出，加上在室内大小便等，各种气味混在一起，对新妈妈身体的恢复和宝宝的健康都十分不利。新妈妈可以对居室进行每天两次，每次半小时的通风，即注意通风时门窗不要对流，不要让冷风吹到新妈妈及宝宝身上，以免着凉。为防万一，也可以在通风时让新妈妈和宝宝暂时离开房间。

＊物品摆设整齐，为新妈妈创造充分的便利条件

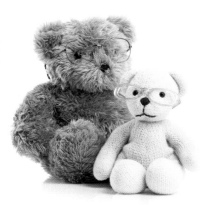

新妈妈的房间要卫生整洁，新妈妈及宝宝的物品要分类放好，不要乱摆乱放，居室中的一切物品设施要便于新妈妈日常起居，消除不安全的因素。新妈妈及宝宝的日常用品、衣服、书籍放在随手可得之处，避免新妈妈爬高爬低，家中的设施安置要便于新妈妈护理宝宝，如摇篮、换尿布台等的高度要适当，以站立操作时不弯腰、不屈膝、不踮脚为宜。家中各样物品的摆放要整齐稳当，以免新妈妈碰着磕着，而且杂乱的居室易导致新妈妈心情不好，尤其是喜欢整洁的女性。

专家指导

新妈妈房间里的阳光要充足，而且非常值得注意的一点是任何人都不可在这里吸烟，以免新妈妈和宝宝沦为二手烟的受害者。

坐月子期间应该怎么穿

衣服材料的选择：你在产后身体大量出汗，应选用吸汗、透气性好、无不良刺激的纯棉织品，衣服应宽大舒适。衣服要常换，特别是贴身内衣更应经常换洗。内裤最好一天一换，胸衣也要两天一换，以保持乳房卫生，防止乳腺感染。

衣服、被子应厚薄适中。你的穿、盖厚薄以不感到过冷或过热为宜，尤其是夏天，切忌穿得过厚，以免影响机体散热。有的人认为新妈妈不能见风，在夏天也应穿得厚厚的，其实这样新妈妈体内的热量散发不出，易导致中暑。冬天你的床铺衣着均须柔和，被盖宜软，衣着宜穿棉衣之类，脚着厚棉线袜。新妈妈的背心和下体尤须保暖。春、秋季节，你的衣着被褥较平常人稍厚，以无热感为好，可以穿薄棉线袜防止脚底着凉。

胸衣的选择。你可以选择专门的哺乳胸衣，这种胸衣好像运动内衣一般，可以体贴地包裹胸部又没有过分紧张的束缚感，前开式的设计也非常方便哺乳。选择哺乳胸衣时，注意不可太小，应该选择能覆盖住乳房所有外沿的型号为宜，胸衣太紧会影响你的乳汁分泌，不利于产后康复。胸衣的肩带不宜太松或太紧，其材料应是可少许松紧的松紧带。乳罩凸出部分间距适中，不可距离过远或过近。另外乳罩的制作材料最好是纯棉的，不宜选用化纤织物。最重要的一点是胸衣要干净卫生。

新妈妈的鞋子，最好选用舒适的平底布鞋。新妈妈不可以过早穿高跟鞋，因为它会使身体的重心改变，加重各肌肉群的负担，引起腰酸腿痛，不利于新妈妈身体的恢复。新妈妈的袜子应选纯棉线的，即使在夏天也不要赤脚，以免引起脚底及相应关节的疼痛。

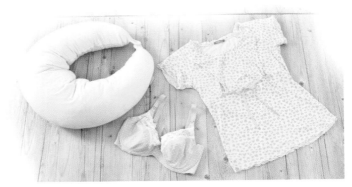

专家指导

产后因抵抗力有所下降，你的衣着应根据季节变化注意增减。天热的时候，就不一定把自己包裹得严严实实的，如觉肢体怕风，可以穿薄棉的长袖衣。夏季如果捂得太厉害，就应当心长痱子或引起中暑。

小心别让身体受凉风

万红是夏天在医院分娩的。在医院的那几天，万红穿的是医院统一发的长袖病号服。有一次，万红给宝宝喂完奶后嫌麻烦，就脱掉了上衣，只穿着平常穿的吊带睡衣斜靠在床头休息。没想到让进来量体温的护士给说了一顿："这样子露着肩膀、手腕怎么行？落下毛病了怎么办？"刚开始万红还认为护士大惊小怪，出月子后，她却发现肩膀处总有些冷风飕飕的感觉，回想起护士的话，不免后悔自己当时没有引起足够的重视。

旧习俗认为，产妇坐月子要捂，要门窗紧闭，穿厚衣、戴帽子，因为产妇怕风、怕凉，月子里如果受了风、受了凉，就会留下病根，即所谓的"月子病"，一辈子治不好。这种坐月子不能吹凉风的习俗，是有一定道理的。新妈妈在分娩之后，因肌表、筋骨大开，身体虚弱，内外空虚，汗还特别多，皮肤的毛孔是张开的，这时如果受风、受凉，寒气直接进入新妈妈体内，很容易引起感冒、腰酸腿痛、头痛、肩膀痛等不适，所以避免受风、受凉是很重要的。

新妈妈在坐月子期间，应避免被风直接吹着，更不要有对着吹的穿堂风。新妈妈在夏季的时候，可以在保持室内温度适宜的同时，穿着薄软的棉质长袖上衣、长裤、袜子，千万不可贪凉而露着身体关节，避免关节受到风、寒、湿的入侵。

此外，新妈妈要及时加强食疗、补足气血，起居有常，劳逸适度，保持心情舒畅，增强自身的抵抗力。"血行风自灭"，这是中医常讲的一句话，意思是人自身气血足了，一点点的风寒在身体内是站不住脚的。只要增强身体的抵抗力，小小风寒根本是不足为惧的。

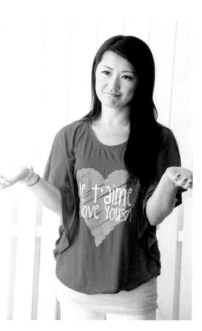

专家指导

不让身体受凉风并不代表你坐月子就必须捂。如果新妈妈捂得太多，汗也会出得更多，人会更虚弱，毛孔也会张得更大，所以你只要避免不被风直接吹着，不吹穿堂风即可。开窗通风透气，保证室内空气新鲜，既利于身体的恢复，也能让宝宝多呼吸新鲜的空气。

产后检查要记得作

产后检查能查看新妈妈的身体恢复情况，及时发现潜在的问题，同时还能帮助新妈妈及时采取合适的避孕措施，应引起足够的重视。产后检查最好在产后 42~56 天之间完成，具体的检查项目如下：

＊常规检查

体重、血压等项目。

体重：你在看医生之前，护士会先量体重。体重测量可以监测新妈妈的营养摄入情况和身体恢复状态，以提醒新妈妈注意均衡的营养及适度的运动，防止肥胖和营养不良。在产后六星期，新妈妈理想体重应该和怀孕前的一样，或是相差无几了。

血压：这也是产后必定检查的项目，可由护士给予测量。若血压长时间升高容易导致全身血管痉挛，从而危害到全身的器官、组织，而血压长期偏低则可能是贫血的征兆，不管是偏高还是偏低都对新妈妈健康不利，所以需由医生诊断并及时采取措施。

＊盆底检查

分娩时对盆底肌肉、神经的损伤，不仅给新妈妈带来很多生活上的不便，而且可能会使新妈妈的阴道松弛，而影响夫妻之间的性生活质量。通过检查医生会给予必要的嘱咐和意见，以帮助你尽早恢复肌肉的张力和弹性。

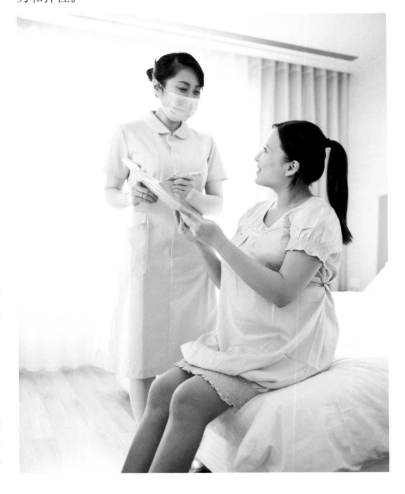

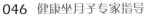

＊乳房检查

检查乳房、乳头。产后新妈妈常会被乳胀、乳房疼痛等困扰，严重的可能感染乳腺炎，造成乳汁滞流，影响宝宝的哺喂。因此，给乳房作检查，不仅是对新妈妈的保护，对宝宝的健康成长来说也是一道保障。

＊血、尿常规检查

新妈妈分娩之后，生理系统及免疫系统都处于恢复变化期，非常容易引发感染，导致各种疾病缠身。通过血、尿常规检查首先可以判断你有无肾炎与尿路感染等，其次可检测你身体各系统的运作情况，以确保身体各系统的正常工作。

＊腹部检查

检查腹部，确定你的子宫是否已经恢复到原来的位置和原来的体积。检查外伤口，包括剖宫产切口的恢复情况。

＊妇科检查

1 盆腔检查：医生会用肉眼来观察外阴、阴道、宫颈是否有异常，并触摸肚子里的子宫、卵巢有没有异常。这种基本的检查可以发现外阴和阴道炎症、病毒感染（如尖锐湿疣）、宫颈炎、子宫肌瘤、卵巢囊肿、子宫脱垂等常见的疾病。

2 白带（阴道分泌物）的检查：通过白带检查，可以

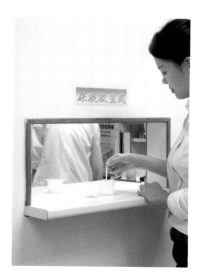

检查阴道分泌物的量和颜色是否正常，以判断有没有感染阴道炎和宫颈糜烂。还可以将白带送到化验室检查衣原体、支原体、淋病等性传播疾病。

3 宫颈检查：通过观察阴道分泌物只能粗略地判断一下宫颈情况，而要准确地判断宫颈是否正常、有无糜烂，则需由医生进行进一步的检查。若检查出患有宫颈糜烂，医生还会建议作宫颈刮片检查，以排除宫颈癌。

4 B超：做 B 超可以发现子宫肌瘤、卵巢囊肿等常见的妇科盆腔内病变，比盆腔检查准确许多。做妇科的 B 超通常需要你先憋足尿，这样子宫和附件（输卵管、卵巢）才能看得清楚。

～《 专家指导 》～

为了身体健康，你至少每年应进行一次妇科检查，这些检查都是最常规的妇科检查，一上午就能检查完，而且没有伤害性，费用为 50~300 元，几乎可以发现绝大多数常见的妇科疾病，为你的健康提供保障。

怎样快速排出体内多余水分

怀孕期间的激素导致体内水钠潴留增加，而新妈妈分娩后情况发生变化，必须使孕期潴留的水钠通过肾脏排出体外，产后怎样促进身体中多余的水分快速排出，促使新妈妈身体恢复呢？

首先，你在产后第1周要少喝水。如果在关键性的第1周不能达到"利水消肿"的目的，反而没有顾忌地喝水，阻碍潴留在体内的水分排出，将不利于身体的康复。所以新妈妈在产后第1周要尽量少喝水。如果你觉得口渴，可以遵循"少量多次慢喝"的原则，避免一次喝大量的水，尤其是产后第1周不要大量喝水，以免给肠胃造成过量的负担。此外，温白开水不需要经过消化就能直接被身体吸收利用，最适合新妈妈喝，你可在早饭前半小时喝一杯温开水，润滑肠胃，防止痔疮和便秘。注意不要喝饮料或含有糖分的水，否则会阻止胃肠吸收水分的速度，不利于缓解口渴症状。

其次，新妈妈可利用饮食，排出体内多余的水分。新妈妈的饮食要清淡少盐。新妈妈在坐月子期间，如果吃的食物太咸，或汤、菜里面放太多酱油，或是食用腌渍食品、罐头食品等，都会使身体内的水分滞留，不易排出。

最后，新妈妈可以实施阶段性食补。产后头2周的主要目标是"利水消肿"，使恶露排净，因此绝对不能大补特补。产后常吃的小米粥，传统上认为有清热解渴、健胃除湿、和胃安眠等功效，适合内热及脾胃虚弱的新妈妈食用，还能缓解产后口渴。你也可以在饭后适当吃些水果，如苹果有生津止渴的功效，适量食用可以改善产后新妈妈口渴症状，减少水分的摄入。不过，产后新妈妈脾胃虚弱，水果虽好，也要注意适度，寒凉水果不可多吃，你可以蒸熟、煮熟或者直接榨汁后食用。

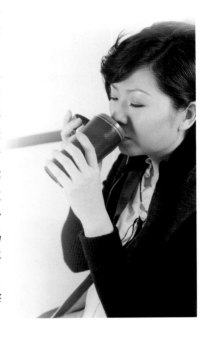

专家指导

新妈妈在产后不能为了排出体内水分就不喝水，或喝很少的水，这里主要强调的是饮食要清淡，产后第1周要少喝水，此后多喝水反而对身体有利。

产后能不能看书、看电视或上网

张可在坐月子期间，除了睡就是吃，妈妈和婆婆都不让她出门，她很是无聊，想看看书、看看电视或者上上网吧，又怕对眼睛不好。古人不是常说坐月子期间"久视伤血"吗？可什么都不做吧，闲着很是郁闷，怀孕期间都还能穿着防辐射服上网呢，坐月子为了眼睛反而不能看电视、上网了。张可很苦恼，觉得再这样闷着都能得产后忧郁症了。那产后到底能不能看书、看电视或者上网呢？

其实，并不是说你在月子期间不能看书、看电视、上网，只是要求适度地看书、看电视或上网。月子里为了调剂新妈妈的精神，解除抚养宝宝的劳累，听听音乐，读读有趣的书，或轻松愉快地看看电视，这些都是很好的休息放松方式。女性产后眼睛本身并没发生什么太大的变化，"会花眼"或"落下眼病"等都是不科学的说法。以前的说法主要是针对电视辐射的，现在大多电视都不是那种阴极射线管制造，对眼睛的辐射量并不大，如果是液晶或平板电视就更没有问题了。但毕竟分娩导致你的身体亏损太大，应注意休息，避免劳累，并注意用眼卫生，看书、看电视、上网的时间不要过长，只要觉得眼睛有点酸，就要休息。更不可因为看电视、上网而耽误了自己的休息时间。看书或上网时，要保持30厘米以上的距离，看电视要保持至少2米以上的距离，持续时间最好不超过1个小时。声音也不能调得太高，不要过分刺激。不要在光线暗弱及阳光直照下看书、写字。你在用眼1小时后，就应该闭目休息一会儿，或远眺一下，以缓解眼睛的疲劳，使眼睛的血气通畅。同时，看电视、上网时注意适当适时调节，不要长时间一个姿势坐在那里看，保持一种姿势时间太长会让你很累，应该多起来走走，活动一下。

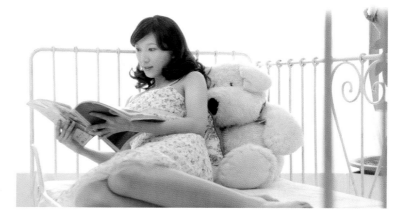

专家指导

新妈妈多吃一些富含维生素A的食品，如胡萝卜、瘦肉、扁豆、绿叶蔬菜等，防止角膜干燥、退化，增强眼睛在无光中看物体的能力，并适度吃些补血的食物，促进气血恢复。

大量出汗时的护理方法

新妈妈刚刚生完宝宝后比其他人要更容易出汗，这是正常现象。女性在怀孕后体内血容量增加，使大量的水分在孕妇体内潴留。分娩以后，新妈妈的新陈代谢和内分泌活动显著降低，体内潴留的水分必须排出体外，才能减轻心脏负担，有利于产后机体的康复。另外，产妇喝红糖水、热汤、热粥也是产后出汗多的原因之一，属于正常的生理现象。

一般而言，新妈妈在产后10天左右多汗的现象逐渐减轻。在此期间，你要加强自我保健与护理。首先室内温度不要过高，要适当开窗通风，保持室内空气流通；其次是你的穿盖要合适，不要穿戴过多，盖的被子不要过厚，因为这样会让你更容易出汗。出汗多时用干软毛巾随时擦干身上的汗水，有条件者每天洗淋浴或用温热水擦浴，严防感冒；新妈妈的全棉内衣内裤要勤洗勤换，保持清洁卫生。多吃些新鲜蔬菜水果，加强产后营养，以增强体质，促进产后出汗现象自愈。

但有时出汗多也可能预示着有异常情况，新妈妈需要提高警惕，如果出现下面的情况，建议你及时到医院就诊：

产后中暑。如果坐月子期间出汗多，还要考虑是否与中暑、发热等病有关。在夏日酷热的天气，新妈妈如果感受暑邪，骤发高热，会出现出汗、神昏、嗜睡，甚至躁扰抽搐的症状，这是产后中暑。而产后自汗没有季节性，也不存在发热及神志的改变。

产后汗证。如果过了产褥期新妈妈仍然大汗不止，就要警惕是否得了产后汗证。产后汗证有两种情况：一种是涔涔汗出，持续不止，中医称为"产后自汗"；一种是睡眠中汗出湿衣，醒来即止，中医称为"产后盗汗"。这两种情况的出现，都是俗话所说"月子病"的表现，需要到医院就诊，以便医生能用中药帮助调理。

产后发热。产后发热也可能会有出汗多的症状，但它起病急、病程短，特点是高热多汗、出汗后退热。而产后汗证为汗出过多，但不会出现发热的现象。

专家指导

新妈妈产后出汗的程度与自身的体质、产程是否顺利等因素有关。新妈妈出汗的程度其实体现了自身元气亏损的轻重。在产褥期，也就是通常所说的坐月子期间，如果你能及时调整身体，出汗多的状况多半可以自愈，恢复的快慢会因为元气亏损的程度而有所不同，不必过于担心。

坐月子能不能吹电扇、开空调

小梅坐月子赶上了天气最热的时候，室外40℃高温，室内跟蒸笼一样。即使是这样，小梅的婆婆也坚决反对媳妇开空调，宁可陪着媳妇每天挥汗如雨。小梅心想，这样下去不但是自己受不了，宝宝也会热出问题来的。没办法，小梅打电话向当医生的表姐求助，让她来说服自己的婆婆。婆婆终于同意小梅在客厅里开空调，开着卧室门，把室温降了下来，并让小梅穿上轻薄棉质的长袖睡衣睡裤，避免受风。在婆婆的悉心照顾下，小梅在月子里恢复得很好。

中医认为，新妈妈刚生产后元气亏虚，腠理不固。"腠理"是个中医学名词，泛指皮肤、肌肉、脏腑的纹理，以及皮肤、肌肉间隙交接处的结缔组织，它的功能是抵御外邪内侵。那么当腠理不固的时候，新妈妈一定要注意避风寒，避免冷风直接吹过，当然不能直接吹电风扇、开空调。但也不是说绝对不能吹风扇和开空调，新妈妈刚生完新生儿汗腺分泌会比较旺盛，容易出汗，如果感到热，科学地吹风扇、开空调是有利于产后恢复的。

吹电扇、开空调的目的是为了适度降温，只要将室温降下来即可。你可以让风扇对着墙吹，让风折返回来，这样风会柔和一些，你也可以把电风扇调到柔风那一档。开空调则要温度适宜，不要太凉，也不要太热。坐月子的时候，新妈妈对温度的感觉会比平时的感觉稍高1℃~2℃，因此，注意温度不要低，只要感觉不热就可以了。人是要适当出点汗的，如果汗排不出来，反而容易出现问题，因此，不要太贪图凉快。

无论是开空调，还是吹电扇，你都要注意将衣服穿好，尽量在将所有部位遮住的情况下再吹，以防贪图凉快而受凉。一般建议穿长衣长裤，着薄棉袜。在很热的情况下，也可以穿长裤短衣。

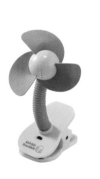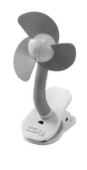

专家指导

新妈妈在夏天坐月子时，应选择宽松、透气、纯棉制品的衣服。如果出汗比较多，还要注意补充水分。

坐月子是不是不能刷牙

王女士在怀孕期间就有牙龈充血、水肿、易出血的现象，坐月子期间，也就听从了妈妈的意见，不敢刷牙。出院后的第三天，王女士就发起烧来。家人手忙脚乱地把王女士又送到了医院，一检查，竟然是牙周炎引起的全身性感染，自己难受不说，还不得不中断了母乳喂养。没想到一个小小的牙周炎会有那么严重的后果，王女士后悔不已。

传统观念认为"新妈妈在月子期间刷牙，以后牙齿会酸痛、松动甚至脱落等"，这种说法其实是片面的，由于孕激素的作用，牙龈容易出血，刷牙又会加重牙龈出血。但刷牙漱口还是清洁牙齿及牙周的主要方法。进食后，食物残渣会残留在牙齿间及牙与牙龈的缝隙间，短时间内就会滋生出细菌，从而引发牙周炎，这不仅影响牙齿本身的健康，还可能成为潜在的病原菌的隐藏处。新妈妈分娩时消耗了很大的体力，产后气血较虚，抵抗力降低，口腔内的条件使病菌容易侵入机体，可能引起全身感染。同时，月子恢复期间，新妈妈又只会吃很多富含维生素、高糖、高蛋白的营养食物，这些食物大多细软，就失去了咀嚼过程中的自洁作用，容易为牙菌斑形成提供条件。如果新妈妈在月子期间不注意清洁牙齿，很容易导致食物残渣留在牙缝中，在细菌作用下发酵、产酸，导致牙齿脱钙，形成龋齿或牙周病，并引起口臭、口腔溃疡等，更不利于口腔健康。

只要体力允许，你在产后第二天就可以开始刷牙，刷牙时，采取正确的方式有利于保护牙齿。

因为激素的变化，月子里新妈妈的牙龈会比较脆弱，容易出血，因此，一定要用刷毛比较柔软的牙刷。刷牙时使用温水，并在刷牙前最好先将牙刷用温水泡软，以防冷刺激对牙齿及齿龈刺激过大。刷牙时不要横向刷，要纵向仔细地清理齿间积食。如果你的牙齿过于敏感，可在产后前3天采取指漱，即把食指洗净或食指上缠上纱布，把牙膏挤于手指上并充当刷头，在牙齿上来回、上下擦拭，再用手指按压齿龈数遍，保持口腔清洁。

为避免牙齿损害，你在漱口或刷牙后可含清洁、有消毒作用的含漱剂，每次15毫升左右，含1~15分钟，每日3~5次。含漱后15~30分钟内勿再漱口或饮食，以充分发挥药液的清洁、消炎的作用。

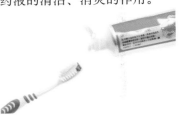

专家指导

新妈妈每天刷牙的次数也不宜过多，睡前刷牙即可，但要注意在每次吃过东西后，用盐水或漱口水漱口，以减少牙齿问题的出现。另外，新妈妈需要及时补充钙，促进牙齿的健康。

坐月子是不是不能洗头

海丽在生产前，婆婆就千叮万嘱，产后坐月子那30天，绝对不可洗头。妈妈和婆婆都如此言之凿凿，还说，倘不听老人言，在坐月期间洗了头，"摄"了"风"，头风入脑，一世头痛，"风"入骨，老来全身骨痛，无法医治。海丽听着心里发毛，心想老人经验多，听听总没错，不洗头又不是什么大事。可产后没过两天，海丽就忍不住了：分娩后出汗本来就多，现在头发就像打了结一样贴在头皮上，再过几天头发还不臭掉？这样卫生状况也没法保证啊，以前的女人都是怎么熬过来的，产后真的不能洗头吗？

产后容易出汗，头发容易脏，而且由于产后激素水平下降，本身就容易掉头发，如果头皮污垢多，毛囊容易发炎，头发脱落现象会更严重。因此，新妈妈要经常清洗头发。

而传统民俗认为在坐月子期间洗头会"摄风"，其实所谓"风"，简单来说，等于"着凉"，以前不那么容易有热水，新妈妈产后虚弱，受冷后自然容易"着凉"而伤身体。但现在的条件已经不可同日而语了。现在暖气、暖风、冷暖空调、浴霸什么都有了，房间完全可以控制温度，洗完了可以在浴室中用暖风吹干。坐月子洗头已经没有了月子病发生的条件，因此，月子里洗头不必顾虑太多。

一般新妈妈产后一周就可以洗头了。洗头时的水温要适宜，最好保持在37℃左右；可以在洗澡时洗头，也可以单独洗，洗完后及时擦干，再用干毛巾包一下，避免湿头发挥发水分带走热量，使头皮血管受到冷刺激后骤然收缩引起头痛。等水分稍干后立即用吹风机吹干，避免受冷气吹袭。洗头时可用指腹按摩头皮，虽然产后头发较油，但不要用刺激性较强的洗发用品，洗发时，洗发液、护发素要及时冲洗干净。洗完头后，在头发未干时不要扎头发，也不可马上睡觉，避免湿邪侵入体内，引起头痛和脖子痛。最后，梳理头发时，最好用木梳，避免产生静电刺激头皮，使头发脱落得更严重。

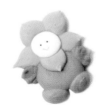

专家指导

新妈妈不要去美容院洗头，那里往往冷气较强，而且卫生条件也不适合此时的新妈妈。新妈妈在月子期间，如有特殊情况不能洗头时，可准备一块干净的纱布，用酒精蘸湿纱布，将湿的纱布套在梳子上，这样梳头发时就可以同时清洁头皮的脏污油腻。

坐月子能不能洗澡

欢欢在医院产女后，发现全产房6个妈妈，就是没一个敢洗澡的。产后第三天，医生告诉欢欢她的伤口愈合了，今晚可洗澡，欢欢还是不敢。翌日医生来检查，把欢欢说了一通："产妇卫生最重要，那些旧时代定下的规矩，今天已不适用了，洗澡吧，我担保，绝不会有后遗症。"医生都那么说了，欢欢也就心里不安地去洗澡了。医院洗澡环境很不错，水温合适，还有浴霸，洗完澡出来，欢欢觉得舒服多了。自此以后，欢欢就按照正常的规律洗澡，出了月子，也没有发现什么不舒服的地方。

月子里是可以洗澡的。只要洗澡时温度控制好，不容易着凉，洗澡对产后恢复也就没有什么影响。而且产后洗澡对新妈妈也有很多好处。新妈妈生产及产后很容易出汗，人会很不舒服，很容易有异味，如果不洗干净，反而容易产生感染。如果家里有很好的保暖条件和热水，新妈妈可以放心洗澡。

至于新妈妈什么时候可以洗澡，可视你的自身恢复条件而定。新妈妈生产之后等身体恢复好，能够下地、活动，只

要不出现头晕虚脱的情况，就可以洗澡了。如果是剖宫产，在洗澡的时候，最好用防水胶布把伤口遮挡一下。有条件的话你可以每天洗澡，或者和自己平时洗澡的频率一样。

在产后第一次洗澡的时候，你可以让家人陪伴在身边，避免因为没有完全恢复好，身体比较虚而在洗澡时发生意外。如果新妈妈自己觉得恢复得很好，也可以不用人陪伴。洗澡时，室温以20℃最为适宜，洗澡水温宜保持在37℃~40℃，并要讲究"冬防寒、

夏防暑、春秋防风"的说法，即在夏天，浴室温度保持常温即可，天冷时浴室宜暖和、避风，每次洗澡的时间不宜过长，一般5~10分钟即可，并且要注意浴后保暖，在擦干身体尽快穿上御寒的衣服后再走出浴室，避免身体着凉或被风吹着。在月子期间洗澡，宜使用淋浴，避免用盆浴，以免脏水进入尚未完全恢复的子宫，引发感染。如果你会阴伤口大或撕裂伤严重、腹部有刀口，必须等待伤口愈合再洗淋浴，在这之间可先用热毛巾擦浴。

专家指导

传统方法里，用晒干了的姜皮煲水洗澡洗头，可去头风，这种方法值得新妈妈借鉴使用。即用防风50克、生姜50克，捶破，用水洗净，煎水去渣洗身洗头，或直接使用姜片煮水后洗浴，防风、祛寒效果显著。不过要用此法，起码要在产前3个月开始准备，将每次做菜削出来的姜皮晒干储下，否则难以足够在坐月子的30多天内每日洗澡洗头之用。如果怕储姜皮麻烦，可学客家人，改用香茅（山货铺或香料铺有售）煲水来洗澡，与姜皮一样有祛风的效果。

月子期间怎样清洗外阴

新妈妈在分娩后一段时间内，恶露不断排出，加上产后出汗很多，不及时清洗，会使血渍及污垢在皮肤上堆积。而阴道的位置很特殊，前面是尿道，后面是直肠，大小便时，很容易污染阴道。因此，新妈妈的阴道或生殖道创面极其容易受到各种病菌的侵害而造成感染。同时，分娩会消耗新妈妈相当多的体力，这往往容易导致新妈妈的身体抵抗力降低，造成某个身体部位甚至全身出现炎症。所以，为了预防产后感染，新妈妈在坐月子期间，应该经常清洗私处。保持外阴清洁，及时更换干净的会阴垫或卫生巾和内裤，以预防感染。

由于分娩导致的创口，新妈妈清洗外阴时应注意一些细节。新妈妈从产后第一天起，就可以清洗外阴了，每天定时清洗外阴2~3次。如果新妈妈没有会阴伤口，每次冲洗时，要先擦去分泌物，然后，用清水先冲洗外阴后，再洗肛门处。清洗时，你可以将开水放温后作为清洗液，因为水经过煮沸后已经消毒了。最好不要洗冷水浴或用冷水清洗，即使在夏天也是如此。此外，还要注意清洗器具的选择，这样可以避免其他的感染进入阴道。如没有淋浴条件清洗，新妈妈用盆浴时要做到"一人一盆一巾一水"，并最好是站立清洗。清洗完后注意卫生巾及内衣内裤的更换。

如果新妈妈有会阴伤口，可以用1：5000的高锰酸钾（可在药店购买后冲兑）溶液冲洗外阴，冲洗次数也应增加，最好每次便后，都冲洗一遍。冲洗时，要注意观察会阴伤口愈合情况，检查伤口有无渗血、血肿、硬结及异常的分泌物等。如伤口肿胀疼痛，可用50%的硫酸镁纱布（需要请医生开处方）湿敷，或者当阴道恶露减少时（一般是在产后2周以后），还可用1：5000的高锰酸钾水坐浴，每日2次，每次20分钟。

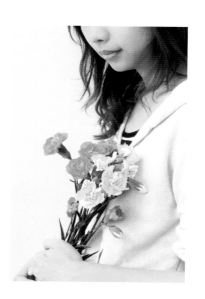

专家指导

如果伤口愈合良好，会阴缝合的丝线应该能在产后3~4天拆除。但若是新妈妈会阴伤口出现了感染，则要及时到医院就诊，医生可能提前拆线，并把感染创面扩开，每日清创换药。

月子期间能不能用束腹带、束腹裤

周女士很犯愁，她还有 2 个月就要生宝宝了，身边很多朋友建议周女士生完以后立即绑上束腹带帮助形体恢复，但又有人说束腹带会加大腹压，影响盆底功能恢复。究竟哪种说法正确呢?

爱美是人之天性，不少新妈妈特别关注自己的体形变化，并认为产后束紧腹部，将有助于产后体形的恢复。爱美无可厚非，束腹带、束腹裤对体形恢复也有一定的作用，但新妈妈使用时一定要注意方法，以免适得其反。

正常情况下，女性盆腔内生殖器官由各种韧带及盆底支持组织维持其正常位置。而在妊娠后，身体内各个系统均会发生适应性变化，以生殖系统变化最大，尤其是子宫，其容积和重量分别增加至孕前 18 倍和 20 倍左右;固定子宫的韧带也相应地变软、伸长。分娩后，子宫开始复原，在 10 天左右可降入骨盆内，但需 6 周才能恢复正常大小。而固定子宫的

韧带，因孕期的过度伸展，比孕前略松弛。阴道及盆底支持组织，因分娩时的过度伸展、扩张及损伤，使其弹性下降不能完全恢复到产前状态，受孕子宫膨胀的影响，产后腹壁松弛，需 6~8 周可渐恢复。因此，产后最关键的是要恢复盆底功能，而非收腹瘦身。

新妈妈在使用束腹带时，要注意科学的方法。一般而言，除了剖宫产新妈妈，需要很早用产后束腹带外，一般最好在产后一个月后再开始使用产后束腹带。使用时，注意束腹带不宜太紧。太紧的束腹带不仅压迫腹腔，还不利于腰腹部的血液循环和代谢，并可能会引起其他疾病。此外，新妈妈产后体形恢复不应完全依赖束腹

带，对于盆底功能的恢复和体形恢复，更科学的方式应该是做一些针对性的运动来进行恢复，以及保持均衡饮食，如果不运动、不注意饮食，而是长期依赖束腹带，这是不可取的。产后身体大量出汗，内衣宜穿吸水性较强的棉制品，如果长期使用束腹带、束腹裤，还有可能引起皮疹等不适。

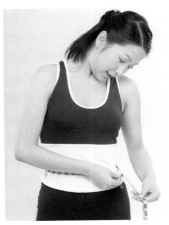

专家指导

其实，新妈妈要恢复体形，最重要的是哺乳。研究表明，产后哺乳不但可以引起子宫收缩，促进子宫的复原，还有助于恢复体形，且母乳喂养对新生儿的生长发育大有益处。此外，你可以加强产后锻炼，多做抬腿运动、仰卧起坐等，以增强腹肌张力，帮助体形恢复。

坐月子能不能碰凉水

婵君的预产期是夏天，由于可能只有婆婆一个人照顾坐月子，她打算自己给宝宝洗衣服和尿布。但听老人说坐月子期间不能碰凉水，婵君又犹豫了。夏天坐月子也不能碰凉水吗？如果不小心碰到凉水就会导致手指关节痛，是不是太危言耸听了？

中医认为，产后新妈妈气血不足、元气亏损，这个时候因为新妈妈腠理不密，风寒凉气容易入侵身体，造成气血运行不畅，甚至导致新妈妈产后身体疼痛，出现肢体或关节酸楚、疼痛、麻木等，中医上称做"产后身痛"，是俗话所说的"月子病"之一。这种不适往往跟坐月子期间新妈妈起居不够注意、感受风寒、居住环境潮湿阴冷等有关。因此，坐月子期间你还是要尽量避免风寒，注意保暖，不能碰凉水就属于其中一项。

新妈妈如果在夏天坐月子，要注意不能持续、频繁地使用凉水，如果只是偶尔碰碰凉水，并不会有太大的害处。如果是在寒冷的冬天坐月子，新妈妈应避免频繁地接触冷水，最好一点冷水都不要碰。

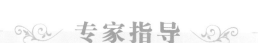

专家指导

如果你在月子期间需要自己给宝宝洗衣服和尿布，可以使用温水，同时，注意不要站立时间太长，保证充足的休息，免得过于劳累。

新妈妈如何安度炎夏

张可的预产期是在 7 月，正好是天气最热的季节。像张可这样的新妈妈在三伏天如何才能安然度过月子期呢？

夏天，特殊的气候状况会给新妈妈带来更多的担心。新妈妈可以从以下方法入手，安然度过最关键的月子时期。

＊ 房间环境

注意控制室内的温度。天气炎热的时候，可以使用空调、风扇或手摇扇。室内温度应保持在 25℃左右，以新妈妈感觉舒适为宜。必要的时候可以开空调，或者使用风扇，但一定要避免直接吹到新妈妈。空调的过滤网一定要经常冲洗，防止细菌滋生。室内应经常开窗通风，保持室内空气清新。当空气中湿度过大时，可以使用空调的排湿功能。室内湿度保持在 55%左右最合适。

＊ 日常穿衣

新妈妈的衣服材质应该选择棉质的，既透气又吸汗。产后，最常见的身体现象就是出汗多，尤其是以夜间睡眠和初醒时最为明显，因此，你的衣物一定要选择纯棉的、透气性好的，袜子也是一样。新妈妈应穿轻薄的长衣长裤，穿薄袜子，尤其是淋浴后，避免吹风。产后出汗多，衣裤很容易湿透，新妈妈千万不要怕麻烦，要多准备一些内衣内裤和贴身的衣物，一旦感觉不舒服马上换下来，避免着凉。衣物洗净后最好放在太阳下暴晒消毒。

＊ 日常饮食

除了正常的月子饮食外，在夏天坐月子的新妈妈应注意多喝一些温的白开水，补充大量出汗时体内丢失的水分。千万不要因为天气炎热或怕出汗而喝冰水或是大量食用冷饮。饮料和酒精类饮品不适合月子里的新妈妈饮用。新妈妈饮食要丰富，多食用富含植物纤维的蔬菜和水果，注意从冰箱中拿出的水果不能立即吃，以免受凉。

＊ 日常护理

夏天坐月子刷牙、洗头、洗澡一样也不能少。洗澡最好采用淋浴。坚持每天淋浴，这样才能保持肌肤的毛孔通畅，正常地排汗。淋浴时注意外阴的清洁，不过千万不要灌洗阴部或者进行盆浴，否则容易引起感染。淋浴后，一定要立即把身体擦干，以免着凉。月子里应特别注意保护牙齿，注意餐后要漱口，睡前要刷牙。

专家指导

盛夏坐月子的新妈妈最好不要长时间待在空调环境下。坐月子的新妈妈还可能会忽略了使用冰箱可能带来的风险。如果你经常开启冰箱门，接触到冰箱里冒出的凉气，对你产后恢复有害无益。

新妈妈如何在冬季坐月子

　　新妈妈在冬天坐月子会比在夏天坐月子要舒服得多，但也要在各方面多加注意，坐个舒适又健康的月子。

＊房间环境

　　北方冬季天气寒冷，室内有很好的取暖设施，尽管室外寒风凛凛，室内却温暖如春。暖气带来的问题是干燥，你要注意保持室内的湿度。一般来说，室内湿度以55%～65%为宜。较为便捷的增湿方法就是购买一台加湿器，如果同时还具备除菌功能就更好了，或者在室内放一盆水，或在地面上洒些水，或用湿拖把每天拖几次地板来增加湿度（但是后两种做法要注意不要让自己在下床时滑倒）。为了随时了解到室内的湿度状况，你可以购买一个湿度计。

　　南方气候温和，室内外温差不是很大，室内温度可能比北方还低，新妈妈重点是保暖。你可以采用空调和电暖气等设备来保持室内温度，但注意切忌温度忽高忽低，室内温度以20℃～25℃为宜。

　　即使是在冬天，也要每天保证开窗换气2次（上、下午各1次），每次15～20分钟，保持室内的空气清新。为避免受凉，你可以先和宝宝转移到另一个房间。通风换气后，待房间恢复到适宜温度后，再和小宝宝回来。

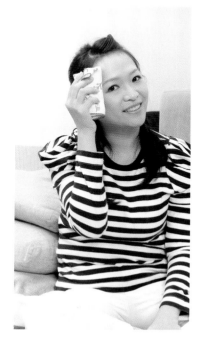

＊日常穿衣

　　冬季天气寒冷，新妈妈哺乳、照顾宝宝更易畏寒。产后新妈妈出汗后，即使是在冬天，也应经常洗澡及勤洗勤换内衣，保持皮肤清洁。汗湿了的衣服要及时换洗，并注意添减衣物，避免感冒。挑选衣物时，内衣应选择宽松、柔软、舒适的全棉衣物，透气吸汗，外面也要选用舒适温暖的棉质外套，以便在抱宝宝时给他温暖的感觉。上衣最好是开襟式的，方便哺乳。你应在床边准备一件睡袍，半夜起来喂奶要及时穿上，以免受寒。在冬季，你可以穿一条加长的、高腰的长裤，可将整个腹部包裹，具有保护肚脐的作用。此外，新妈妈宜穿棉袜、厚底软鞋，保持脚部的温暖。

　　产后为了保护腰骨、避免腰痛，不宜睡太软的床。你的被褥不要过厚，即使冬天被子也应比怀孕后期薄一些。应选用棉质或麻质等轻柔透气的产品。每1~2周换洗、暴晒1次。

* 日常饮食

新妈妈在冬天坐月子更应该禁食生冷、寒凉之品，多吃些营养高、热量高且易消化的食物，同时要多喝水，以促使身体迅速恢复及保证乳量充足。即使冬季，蔬菜、水果也不可少，因其不仅可以补充肉、蛋类所缺乏的维生素C和纤维素，还可以促进食欲，帮助消化及排便，防止产后便秘的发生。一些体质虚寒的新妈妈冬天吃水果可能会引起不适，可以将这些水果用开水烫热，或切块后，用水稍煮一下，连渣带水一起吃。你还要注意多吃虾皮、紫菜、牛奶等含钙高的食物，同时注意补充维生素D，促进身体恢复。

* 日常护理

新妈妈在冬天也可以洗澡、洗头，但最好在生产1周以后再洗澡。洗澡必须淋浴，特别要注意水温适宜，必须密室避风，浴室宜暖和，可提前开启浴霸等浴室取暖设备，将室内温度调整至20℃后再进去，严防风、寒乘虚而入。水温以37℃左右或稍热为宜，洗浴时间不要过长，以5~10分钟为宜。洗涤时避免大汗淋漓，因出汗太多易致头昏、晕闷、恶心欲吐等。切忌接触冷水，以免引起腹痛及日后月经不调、身痛等。洗后尽快将身体上的水擦干，及时穿上御寒的衣服后再走出浴室，避免身体着凉或被风吹着。头发洗后立即擦干。新妈妈要注意口腔卫生，漱口水要用温开水。

在天气好的时候，新妈妈可以与宝宝一起在阳台或是玻璃窗旁接受日光浴，以促进钙吸收。

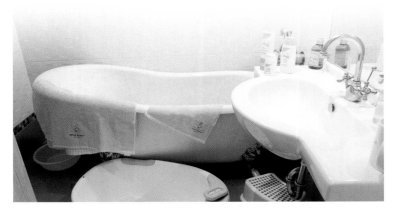

专家指导

冬天天气寒冷、阳光不足，产后抑郁症较易发生。你可以在产前学习一些坐月子的知识；产后尽早地活动，恢复自己原有的兴趣；家人、亲人多给予新妈妈一些心理疏导，让新妈妈的心理压力及早缓解。

新妈妈怎样才能睡个好觉

　　睡眠不足是何平坐月子时的最大烦恼。她原本是个睡觉很沉的人，但自从宝宝出生以来，何平就好像自己从来都没有真正睡踏实过。月子里宝宝睡在身边，只要宝宝有轻微动静何平立刻就能醒，夜间每隔2小时左右还要喂1次奶，基本上无法正常休息。而且何平没有白天睡觉的习惯，即使再困也睡不着，只能在宝宝睡下午觉的时候打个盹儿。月子里何平每天在床上大概呆10个小时，但睡眠时间只有四五个小时，有时候她真的觉得精神不济。

　　休息是坐月子的头等大事。产后新妈妈一定要在家里静养，注意睡眠，不要让自己过度疲劳。如果产后睡眠不足，不但不利于新妈妈产后恢复，新妈妈瘦身的难度也将增加2倍。为了自己和宝宝的身体健康，你应该认真考虑一下如何保证早睡早起的习惯，增加自己和宝宝的睡眠时间。除了保持健康的饮食外，新妈妈还要至少每天多睡2小时，这是尽早恢复到产前体形的有力保证。

　　像何平这样晚上要照顾宝宝的新妈妈来说，睡上一个好觉是一件很奢侈的事情。新妈妈怎样才能睡个好觉呢？

　　在产后几天，新妈妈要注意休息。由于分娩，新妈妈会感到很疲劳，所以产后24小时内需要抓紧时间卧床休息。出院回家后，新妈妈可以依赖婆婆或妈妈照顾宝宝，给自己充足的睡眠时间。如果有条件，也可以聘请专业的月嫂帮助照顾宝宝。

　　新妈妈睡觉前的30~60分钟里，应该做点能让自己放松的事，比如洗个澡，静静地读点书，培养自己的睡意。如果你睡前想吃些点心，可以选择低脂肪食物，比如，蘸果酱的面包片，或就着牛奶吃些谷类食品。想喝点东西的话，菊花茶和蜂蜜都是天然的镇静佳品。但要注意的是，上床前的3个小时内不要吃得太多。在自己睡觉前，给宝宝喂足奶，这样可以减少晚上起来哺乳的

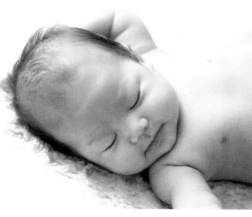

次数。最后，如果你晚上睡不好，白天可以挑选特定的时间小睡一会儿，但注意不要超过3小时，以免影响晚上的睡眠。

专家指导

　　新妈妈每天应早睡早起。早睡早起是睡眠的有效保证，而且早睡早起的人精神压力较小，更容易进入深度睡眠，保证睡眠质量。

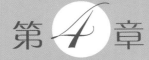

第 4 章

远离月子『雷区』

防范与调养同样重要

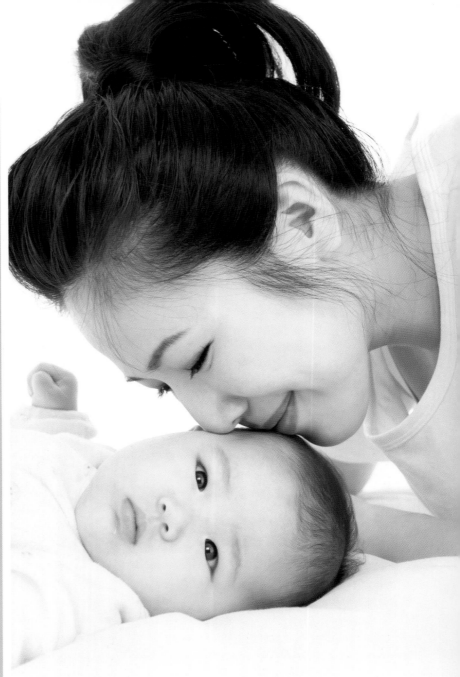

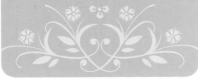

婆婆、妈妈月子经

在婆婆和妈妈看来，坐月子是女人一生很重要的事情，有很多忌讳，新妈妈应该全部避免。下面列举10种常见的婆婆、妈妈对于坐月子的经验谈，供大家辨别是否科学：

1 生男孩要坐30天月子，生女孩要坐40天月子，原因是生了女孩，产妇的身体更亏，要多养10天。

2 产妇要避免着凉，不能出门，不能久坐，不能吃水果和蔬菜。

3 产妇不能穿拖鞋，脚后跟不能露在外面，坐着腰后不能空，须垫上。

4 产妇不能碰凉水，所有的生活用水，必须是开水凉温的。不能洗头洗澡，不能刷牙，不能梳头。

5 不能看电视，不能哭，否则不利于眼睛健康。

6 产后要多卧床休息，躺着时，两腿并紧，防产后出血，也不能长时间仰着睡。

7 产妇一天要吃5~6次，以鸡、蛋、汤、粥为主。产后第几天熬鱼汤或炖鸡汤催奶都有讲究。一个月子下来，要吃掉10~20只鸡和20多斤鸡蛋。

8 产后不能喝白开水，否则会变成大肚婆，产后要多喝红糖水。

9 最好有专门的人伺候月子，避免产妇过于劳累留下月子病。

10 用竹子做成类似百叶窗的帘子，调好角度，当做门帘或窗帘，既保证了空气流通又避免风直吹进屋。

以上婆婆、妈妈经中，有一部分是对的，毕竟它是一种经验之谈，也有一部分却没有科学依据，其具体分析如下：

1 新妈妈身体的恢复与生男生女没有必然联系，各器官都需要50天左右才可以完全恢复。

2 产后在做好防护措施的情况下是可以出门的，久坐

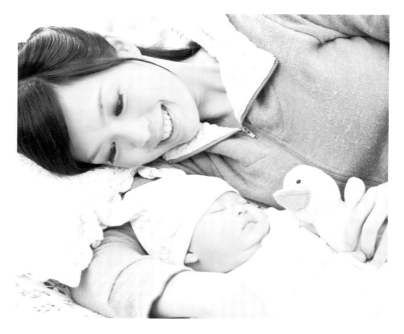

不利于新妈妈的子宫恢复，新妈妈应多卧床休息。新妈妈不能吃水果和蔬菜，这是不对的，具体分析请见"月子期间能不能吃蔬菜水果？"

3 这条有一定的科学性，有利于新妈妈脚踝及腰部的恢复。

4 新妈妈生活用水并不是非要开水凉凉，只要是温水就行。洗澡等具体事项可以参考第三章。

5 新妈妈看电视要节制，产后要学会调节情绪，预防产后抑郁。

6 不能长时间仰着睡，这是正确的，长时间仰着睡容易导致新妈妈子宫后倾，如果新妈妈没有不舒服的感觉，可以每天趴一段时间，促进子宫的恢复。

7 产后每日少吃多餐，一天吃5~6次，这样对新妈妈的胃肠功能恢复有好处，但是也并不是产妇就只吃鸡、蛋，事实上，新妈妈营养应均衡，适当加餐多喝一些容易产奶的汤就行。

8 产后应保证充足的水分，适时适度饮用红糖水。

9 有人伺候月子更利于新妈妈的恢复。

10 新妈妈不能受风是正确的，但是不能不通风，最好每天都要通风1~2次，时间为30分钟。

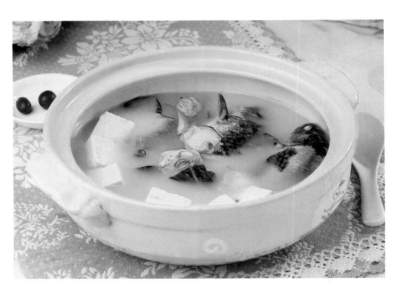

专家指导

　　不少新妈妈是由婆婆或自己的妈妈帮忙坐月子，而长辈们可能会坚持某些坐月子的传统方法。对于传统的方法，新妈妈要取其精华，去其糟粕，择其善而从之。而当无法确定的时候，可倾向于选择宁可信其有，坚信传统的智慧。如果你的做法想法与婆婆和妈妈的不同，可先试着沟通，若仍无法改变长辈的观念，就尽量改变自己的想法，例如多想想长辈的出发点是为自己好，这样才不会让自己坐月子坐得很辛苦。

生完宝宝不宜盲目进补

　　分娩后的新妈妈身体通常十分虚弱，许多家庭会准备多种滋补品为新妈妈补身体。这时你需要注意一点：进补一定要根据自己的体质和实际情况进行，不要盲目进补，否则不但起不到补益身体的作用，还会带来危害。

　　对一般的正常分娩，虽然生产过程中会耗气伤血，但只要新妈妈生产过程中和产后没有大出血，也没有出现产程过长的情况，那就不需要特殊进补，尤其是大补。你在产后只需以适当饮食调养，身体就能够自行恢复。

　　饮食调养主要是指均衡饮食，并注意调整营养结构。但注意产后一周不要服用人参等大补之物。人参是补元气的药物，可以促进血液循环，加速血液流动，还可以使人体产生广泛的兴奋作用。分娩后过早服用人参，一是使你更容易失眠、烦躁、心神不安，二是可能引起大出血。分娩一周后，你体内的伤口开始愈合，此时可以适当服一些人参，但也不宜过多，以免引起上火。

　　如果新妈妈产后以淤为主，也就是产后恶露不尽，下腹隐痛，那就不能进补。一方面进补可能会助淤化热，另一方面补药滋腻，还会妨碍淤邪的排出。如果新妈妈产后兼有内热，那就更不能进补了，否则会助热生火加重病情。

　　产前原本就有肠胃问题的新妈妈，产后消化系统多半较为虚弱，不宜马上进食油腻碍胃补品，若不慎为饮食所伤，造成肚腹胀满、腹痛泄泻诸症，于是肠胃功能受损，形成"虚不受补"状态，有碍日后坐月子的相关调理，一定要注意。

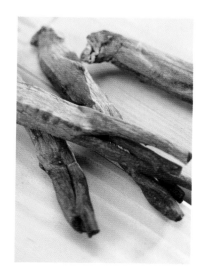

专家指导

　　坐月子期间，新妈妈原则上需要立即进补，因为生产后你将处于中医上称为"多虚多淤"的一种特殊身体状况。但是，产后进补不可一概而论。每个人的原有体质都不一样，生产过程也会出现不同的情况。你是否需要补，具体怎样补，要到医院向专业医师咨询，作个性化处理。就连最常用的生化汤也不一定适合所有人，需要经过专业医师诊断。如果医生认为你可以吃，医生也会根据你的身体状况调整剂量。

产后忌食生冷、寒凉食物

新妈妈由于分娩消耗大量体力，体质大多是虚寒的。如果新妈妈在产后饮食生冷，极易伤及脾胃，使得产后气血不足难以恢复，甚至会引起产后腹痛、身痛等诸多疾病。另外，中医认为，"寒主收引"，产后饮食生冷，还会有碍你体内恶露的排出，导致恶露淋漓不尽。因此，中医主张新妈妈在月子里的饮食要以温补为主，忌生冷、寒凉的食物。

值得注意的是，生冷、寒凉的食物不仅包括物理意义上为冷的食物，比如冷饮和冰箱食物等，还包括物性寒凉的食物。

性寒的肉禽海鲜类食物：鸭蛋（性微寒）、马肉、螃蟹、海螃蟹、蛤蜊、牡蛎肉、蜗牛、田螺（性大寒）、乌鱼、章鱼等。

性寒的水果类食物：柿子、柿饼、柚子、香蕉、桑葚、阳桃、无花果、猕猴桃、甘蔗、西瓜、甜瓜、苦瓜、荸荠等。

性寒的蔬菜类食物：马齿苋、空心菜、木耳菜、莼菜、发菜、竹笋（微寒）、菜瓜、海带、紫菜、海藻、地耳、草菇、苦瓜等。

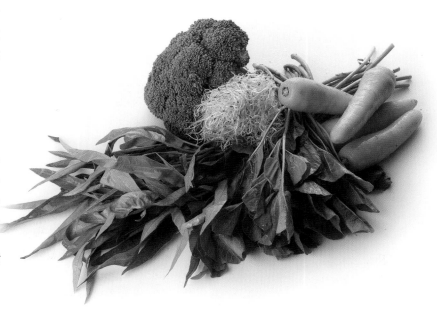

专家指导

对于属性寒凉的蔬菜水果，新妈妈也不是绝对不能吃，只要注意适量，吃时注意以热食为主即可。比如香蕉吃半根，并先在水中温一温再吃。但在月子的前几天应避免吃寒凉的食物。此外，即使你在炎热的夏天坐月子，也要抵制住冷饮和凉拌菜的诱惑，特别是刚刚从冰箱里拿出的食物和饮料，要放温后再吃，避免留下后遗症。

新妈妈不宜吃味精

　　味精作为调味品，可以提升食物的鲜味，促进新妈妈的食欲，可为什么母乳喂养的新妈妈不能食用味精呢？其实，食用味精本身是有益无害的，对新妈妈不会造成任何影响，但是母乳喂养的新妈妈在摄入高蛋白饮食的同时，又食用过量味精，会致使宝宝出现缺锌症，不利于宝宝的健康。

　　味精的主要成分是谷氨酸钠，如果母乳喂养的新妈妈在摄入高蛋白饮食的同时，又多食味精，大量的谷氨酸钠通过乳汁进入宝宝体内，与宝宝血液中的锌发生特异性结合，形成不能被机体吸收的谷氨酸锌，从而引发宝宝发生急性锌缺乏。这种现象在13周内大小的宝宝最容易出现。锌是人体必需的微量元素，可以改善食欲并促进消化功能，而婴幼儿缺锌不仅会出现味觉差、厌食等状况，还会造成智力减退、生长发育迟缓以及性晚熟等不良后果。可见,过量的谷氨酸钠对宝宝,尤其是前3个月大小的宝宝发育有严重影响。为了宝宝，在分娩3个月内，新妈妈食用的菜肴应注意不要多加味精。

　　宝宝所需要的营养都要从新妈妈的身体中来，所以你在月子期间，可以多吃含锌量高的食物，补充母体及宝宝所需的锌元素。含锌量丰富的食物主要有牡蛎、鱼类，动物性食物中瘦肉、猪肝、鸡肉、牛肉等也含一定量的锌。另外，豆类、坚果等都是补锌的好食品。

＊推荐食谱：清蒸鳕鱼

功效： 鳕鱼中含锌量丰富，也富含促进新妈妈身体机能恢复的优质蛋白质，采用清蒸则清香不腻，是新妈妈的食用佳品。

材料： 新鲜鳕鱼500克，火腿末50克，葱、姜、料酒、淀粉、酱油各适量。

做法：

1 鳕鱼洗净，加料酒、葱、姜，腌20分钟。

2 取出鳕鱼置盘上，拣去葱、姜不用，放上葱丝、姜丝、火腿末，入蒸笼，大火蒸7分钟，取出鳕鱼。

3 淀粉和少许酱油煮成浓稠状，淋在鳕鱼上即可。

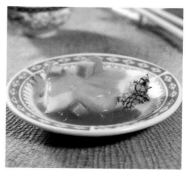

专家指导

　　在宝宝身体对锌元素的吸收上，母乳和牛奶是不同的。母乳初乳中含锌量很高，其中的锌和小分子的多肽结合，容易被宝宝吸收和利用。牛奶中锌的含量虽然与母乳相仿，但锌和大分子的蛋白质结合，吸收较少。所以，有关组织和专家均强调，提倡婴儿出生后4个月内以母乳喂养，而且一定要喂哺初乳。

产后妈妈饮食不能不放盐

婷婷发现婆婆端来的食物不是甜的就是没有味道的，就连猪蹄炖黄豆这样的油腻食物都没有放盐，实在是难以下咽。婷婷不禁在心底哀号："天啊，难道这样的食物要吃一个月？"

传统经验认为，产妇的饮食最好是不要放盐，这样有利于产后恢复。诚然，产后控制盐分摄入好处多多，但控制盐分不是说完全禁止用盐。

在怀孕后期，新妈妈的身体里就比怀孕前多40%的水分，全身及脚都很容易出现水肿，而在分娩后不会立刻消除。再加上新妈妈需要面对调适心理压力、整理情绪等问题，会使皮质激素分泌增加，造成体内水分和钠盐的滞留，因此须节制对盐分的摄取量，否则会使水分滞留在身体内，增加心血管及肾脏负担，不利于身体恢复。因此，坐月子饮食要以清淡为原则。

但完全不放盐的食品也不利于新妈妈健康。在产后恢复期，新妈妈经常会出现食欲不佳的现象，如果再餐餐供应淡而无味的膳食，将影响新妈妈的食欲，阻碍其营养素的摄取。而且新妈妈在分娩头几天里身体要出很多汗，乳腺分泌也很旺盛，体内容易缺水、缺盐，会影响乳汁分泌。在食物中应该适量放一些盐，还可以避免月子里出汗过多造成身体脱水。产后为哺乳，新妈妈会大量流汗，若不补充盐分或体内盐分过低，则会影响体内钾、钠离子之平衡，出现低血压、晕眩、恶心、四肢无力、体力匮乏、食欲缺乏等状况，不但妨碍产后恢复状况，若是亲自哺乳，对宝宝的成长发育也不利。因此你的月子餐要酌量加盐调味，以诱发食欲，补充适当的营养成分，并均衡体内电解质，促进机体恢复和哺乳。

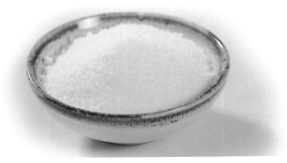

专家指导

如果你孕期患有妊娠高血压综合征，产后要尽量控制盐分的摄入，以便尽快使血质恢复正常，改善水肿和蛋白尿现象。另外，肾脏病、产后水肿持续不退等情况，为维护体内水分的正常代谢功能，也要严格控制盐分。

红糖水不宜长期喝

自分娩后，苗苗妈就发现，从早到晚，桌子上那个玻璃杯里的红糖水都是满的。无论喝多少，总是有人在第一时间把水加满。苗苗妈对苗苗爸抗议："我不想喝红糖水了。""不行，妈说了，你现在要补血，喝红糖水最补了，而且，所有的产妇都要喝的，这是惯例。"苗苗妈委屈地看着苗苗爸，满眼幽怨。苗苗爸当然读得懂那眼神的含意："还要喝到什么时候呀？"

在我国，无论南方还是北方，红糖是月子里的必备食品。红糖是由甘蔗制作的粗制糖，含铁量较其他糖高。产后吃红糖有利于恶露的排出，还可补血。但是新妈妈不能无节制地食用红糖，否则对身体反而有害。

一般说来，红糖宜食用1周左右。红糖水有活血化淤的功效，如果你产后恶露不停、经血阻滞，食用红糖有利于恶露的排出。然而现在大部分新妈妈都是初次生产的妈妈，产后子宫收缩良好，恶露的色和量均正常，血性恶露一般持续时间为7~10天。如果新妈妈吃红糖时间过长，如达半个月至1个月以上时，阴道排出的液体多为鲜红血液，这样，新妈妈就会因为出血过多造成失血性贫血，还可能影响子宫复原和身体康复。所以，你在产后吃红糖的时间不宜太长，最好不要超过10天。

＊推荐食谱：红糖姜枣粥

功效：红枣含有铁质，可以补血，还含有丰富的维生素C等营养素，可加速血气运行，减少淤血积聚，亦可防止贫血。

材料：大米100克，红枣50克，红糖2大匙，老生姜1块。

做法：

1 大米洗净泡水1小时；老生姜拍碎，加3碗水煮成姜汁。

2 炖锅内加入姜汁、红枣、泡好的大米和适量水，用小火慢慢地炖煮至粥稠。

3 最后入红糖煮10分钟即可出锅。

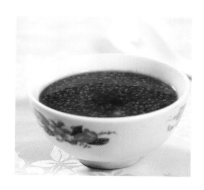

专家指导

你在食用红糖时，搭配白糖食用更有利于身体健康。红糖、白糖各有其不同的特点。白糖性平，有润肺生津的功效，适用于一些伴有发热、汗多、手足心潮热、阴道流血淋漓不断、口渴咽干等症的新妈妈。如果你是在夏季分娩或产褥的中晚期，食用白糖也很适合。因此，在产后合理搭配红、白糖的食用，对你身体的恢复会更加有利。

老母鸡汤新妈妈不宜早喝

慧君刚被推出产房，就发现婆婆拎着鸡汤在床边等着，这也让随之进来的主治医生哭笑不得。医生笑着对老太太说："我们都知道您疼媳妇，可她现在还不能喝啊！"婆婆很是疑惑，老一辈一直有孕妇分娩后喝老母鸡汤的习惯，这样既能补身子又能催奶，为什么现在医生又不让喝了呢？

母鸡尤其是老母鸡被认为是坐月子的最佳食品，不但能增强体质、增进食欲，还能促进乳汁分泌，是新妈妈必备的营养食品。但如果产后过早过多地喝老母鸡汤，不但不利于新妈妈的健康，还很可能造成新妈妈奶少、无奶或回奶。

新妈妈分娩后体质虚弱，胃肠功能尚未完全恢复，而且分娩过程中体内损失大量水分，而老母鸡属于高蛋白、高脂肪的食品，对新妈妈娇弱的胃肠功能是个很大的考验。一般而言，新妈妈产后第一天应吃流质食物，多喝些高热量的饮品，如红糖水、红枣汤、藕粉、杏仁茶等；第二天则可吃些稀软的半流食，如水鸡蛋、嫩鸡蛋羹等。所以老母鸡汤千万不能早喝，要等到分娩5天后再开始喝。

过早喝老母鸡汤还会影响乳汁分泌。分娩后新妈妈体内血液的雌激素浓度大大降低，这时催乳素就会发挥作用，促进乳汁分泌。而母鸡的卵巢和蛋衣中含有一定量的雌激素，老母鸡中的激素更多，产后大量食用老母鸡会加大新妈妈体中雌激素的含量，会使血液中雌激素浓度增加，催乳素的效能就因之减弱，甚至消失，进而导致乳汁不足，甚至完全回奶。

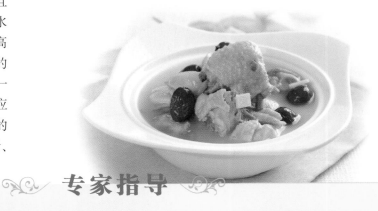

专家指导

实际上，小公鸡的营养更适合产后新妈妈。小公鸡体内所含的少量雄激素有对抗雌激素的作用，会促使乳汁分泌，这对宝宝的身体健康起着潜在的促进作用。而且从营养上来说，小公鸡中的营养成分要比老母鸡高得多。小公鸡的肉里含蛋白质较老母鸡多，而且小公鸡肉含弹性结缔组织比较少，烹饪时，鸡肉很容易分离开，变得细嫩、松软，营养更有利于人体消化吸收，非常适合产后哺乳的新妈妈食用。

产后不宜立即节食

生完宝宝后，可可妈对着自己臃肿的体形犯愁了，这什么时候才能恢复以前的体形啊？于是可可妈偷偷地开始节食。可可妈的食量变小了让家人很不安，以为是饭菜不合可可妈的胃口，于是变着法儿给可可妈做好吃的。最后可可妈内疚了，老实交代了自己节食瘦身的目的。全家人都对她进行了一番严肃的批判："你不为自己着想，也要为可可着想，饿着了可可咋办？"可可妈哀叹，为什么现在不能节食啊！

生完宝宝后，所有的新妈妈都希望恢复到从前的曼妙身段。可如果一味"求瘦心切"，分娩后便立即节食，这样做不但不利于新妈妈身体的恢复，对哺乳也无益处。

其实，新妈妈只要在产后科学饮食，就能让体重有规律地降下来。

要满足身体的营养需求，必须有均衡的饮食，所谓均衡的饮食即：淀粉：50%~60%，蛋白质：15%~20%，脂肪：小于30%。淀粉类以根茎为主，比较常见的就是五谷杂粮，当然一些水果和蔬菜中也含淀粉，如马铃薯，只是含量较少。含蛋白质丰富的食物主要有蛋、奶、豆、肉等，哺乳新妈妈尤其要注意补充优质蛋白质。油脂则应以植物油为主，可将食物中的油脂含量降低20%左右，但切记不可完全不摄入油脂，否则会使人体的脂溶性维生素不足，不但不利于哺乳，而且容易导致便秘。在保证优质蛋白质的同时，控制高脂肪、高热量食物的摄入。如喝鸡汤时，可以先撇去浮油，选择鲫鱼汤等替换猪蹄汤。采用少量多餐的原则，两餐之间如果感到饥饿，可以吃一些对瘦身有利的零食，如海苔、水果、酸奶、牛肉干等。你还可以适量吃深绿色蔬菜，深绿色蔬菜中富含膳食纤维、胡萝卜素、维生素C、钙、铁等营养素，如芥蓝、西蓝花、豌豆苗、小白菜、空心菜等，可以在均衡营养的同时增加热量消耗。

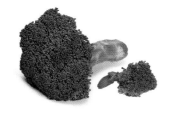

专家指导

产后42天内你不能盲目节食瘦身。这段时间身体未完全恢复到孕前的水平，加上一些产妇要哺乳，更需要补足营养。其实，哺乳有助于新妈妈消耗身体在孕期为此而储备的脂肪，所以一些新妈妈会发现自己的体重在母乳喂养期间会自然减轻。而在出月子后，你就可以慢慢开始适量节食，再加上运动，计划用10个月到1年的时间恢复到你怀孕前的体重即可。毕竟这些重量也是慢慢长出来的。

鸡蛋不是吃得越多越好

鸡蛋是常见的食物，在过去，坐月子的新妈妈都会吃大量的鸡蛋，用以补充营养。但在饮食多样化的现在，鸡蛋不是吃得越多越好。

鸡蛋中含有大量胆固醇，吃鸡蛋过多，会使胆固醇的摄入量大大增加，增加新妈妈胃、肠的负担，不利于消化吸收，其蛋白质分解代谢产物会增加肝脏的负担，在体内代谢后所产生的大量含氮废物，还都要通过肾脏排出体外，又会直接加重肾脏的负担。如果吃鸡蛋过多，则摄取了过多的蛋白质，而体内没有被充分消化吸收，其实是一种浪费，而且由于摄入过多热量，容易导致肥胖。鸡蛋虽然营养丰富，但毕竟没有包括所有的营养素，不能取代其他食物，也不能满足你在坐月子期间对多种营养素的需求，会造成体内营养素的不平衡，从而影响健康。

因此，你只要有计划地每天吃 2~3 个鸡蛋，就能保证营养的摄入。

✳ 推荐食谱：橘饼炒蛋

功效： 酸酸甜甜的滋味，是一道温暖的开胃菜。橘饼性温，味甘甜，能够止咳化痰、健脾开胃。新妈妈体力虚弱，胃口欠佳时，不妨试试这道传统菜肴。

材料： 橘饼 50 克，鸡蛋 1 个，老姜 15 克。

做法：

1 老姜切丝；鸡蛋打匀；橘饼切成片状。

2 起油锅，加入姜丝爆香后，放入切片的橘饼翻炒至橘饼变软。

3 最后再一起将蛋液倒入锅中炒熟即可。

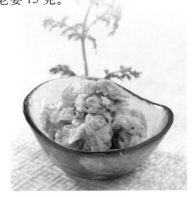

专家指导

新妈妈吃鸡蛋时要讲究方法，才能使营养充分吸收。生鸡蛋不可以吃，它难消化，易受细菌感染，有损健康；鸡蛋煮得过老，会使蛋白质结构紧密而不易消化，吃了这样的鸡蛋，会使新妈妈脾胃不适，产生打嗝儿、烦躁不安的情况；油炸鸡蛋最好不要吃，因为高温会使蛋白质变质。煮嫩鸡蛋、蒸蛋羹、蛋花汤、与其他材料一次炒都是不错的食用方法，既能杀死细菌，又能使蛋白适当受热变软，易与胃液混合，有助于消化，是脾胃虚弱的产后新妈妈的补益佳品。

产后婉言谢绝亲戚的探望

　　赵菁顺利地产下了一对双胞胎，欣喜之余，打电话给亲朋好友报喜。亲朋好友听到这个喜讯都非常开心，纷纷表示要过来医院探望。赵菁为难了：拒绝吧，亲友的盛情难却；同意过来探望吧，妈妈和婆婆都不允许，说坐月子"生人进房"会"踩生"，会导致宝宝生病。月子期间真的不允许亲友探望吗？

　　民间的月子里"生人进房"会"踩生"的说法带着迷信，却也有一定的道理。外面的人很容易把细菌和病菌带进房间，而新妈妈和宝宝的抵抗力都比较弱，很容易被感染，而且新妈妈在产后体力消耗太大，需要充足的时间和放松的环境好好休息，最好不要有客人的打扰。因此在月子期间最好谢绝亲朋好友的探望，避免人多使室内空气污浊，或带来细菌和病毒，威胁新妈妈和宝宝的健康。

　　新妈妈可以婉言谢绝亲朋好友的探望。在生产前，新妈妈就可以与亲朋好友事先沟通，说明自己月子期间因为身体的状况，可能不方便会客，这样可以避免不必要的麻烦。在宝宝出生后，可以充分利用信息时代的便利，发邮件或是短信给大家报告喜讯，让大家能分享你的喜悦。如果产前没

有与亲朋好友沟通，此时就可以跟大家说明，满月后你会利用摆满月酒的机会，是请大家来家里做客，让大家见到宝宝，这样也很婉转地告诉大家月子里最好不要光临。在月子期间，可以给宝宝拍摄一些照片或视频，然后上传到网上，让大家都能先睹为快。这项任务可以请新爸爸帮忙完成，他会很乐意这样做的。在月子期间，新妈妈也可以打电话给亲密的朋友或是亲戚，这样既可以排解一下分娩的劳累，也可以安抚一下朋友的热情，还可以顺便和已经有宝宝的朋友请教一下过来人的经验。

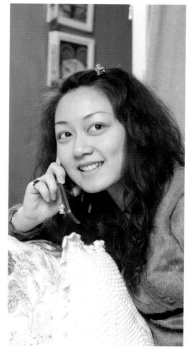

专家指导

　　让新妈妈在月子里完全和外界断绝联系是不可取的。因为产后激素的变化，和对产后新生活的不适应，新妈妈本来就容易产生抑郁情绪，如果完全不和外界联系，没有沟通和发泄的渠道，对新妈妈的心理健康是没有好处的。

第5章

产后疾病护理
健康让你更美丽

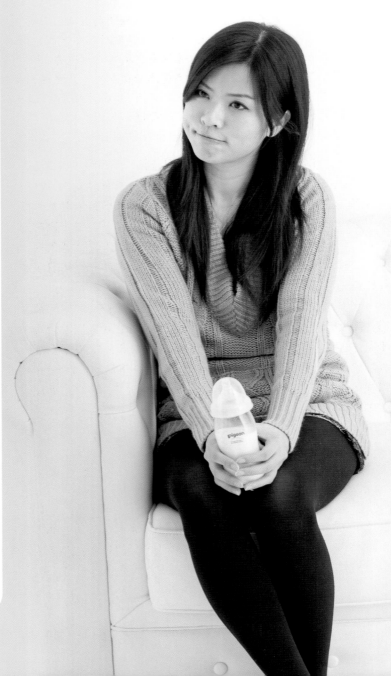

产褥感染，产后不可忽视的险情

产褥感染，是指产后生殖道的创面受到细菌的侵袭，引起生殖道局部的或全身的炎症变化。此病多发生在产后 10 天内，也可发生在产褥期的其他时间。世界各国通用的概念是：产后 24 小时～产后 10 天，即产后 2~11 天，体温有 2 次达到或超过 38℃（按标准方法用口表每天测 4 次体温），称为"产褥病率"，其中以产褥感染最多见，但也包括生殖道以外的感染，如：上呼吸道感染、乳腺炎、泌尿系感染等。因此，产后 24 小时至产后 10 天你应密切关注自己的身体状况，一旦发烧应立即住院治疗，避免引起严重的后果。

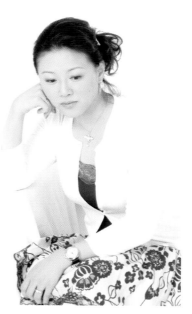

引起产褥感染的原因很多，如产程过长，新妈妈极度疲劳，体力消耗很大，产后失血过多，导致贫血又未及时纠正，产道损伤等均可使新妈妈本身的抗病力减弱，容易导致细菌繁殖感染。如果不注意卫生，临近预产期时仍有性生活，或分娩时卫生不达标，器械未经严格消毒，都会为细菌的入侵创造条件，引发产褥感染。另外，胎盘残留、产后营养不良等也是造成产褥感染的诱因。

产褥感染重在预防。具体包括妊娠晚期应避免性生活及盆浴；接生时避免过多的阴道检查和肛诊，最好在正规医院分娩。坐月子期间你应保持外阴清洁，使用消毒的会阴垫或卫生纸，并注意清洗外阴，防止感染。分娩后，应早下床活动，加强锻炼，增强体质，产后经常测体温，一旦发烧应及时请医生检查处理，不可延误。

专家指导

分娩后，你的宫颈口全部张开，需要较长时间才能慢慢地闭合。如果在宫颈口尚未闭合时，就开始性生活，你的子宫得不到任何保障，性生活中带入的细菌就会长驱直入新妈妈的子宫，引发产褥感染。因此，新妈妈在月子期间，应严禁性生活。

新妈妈巧妙应对产后腹痛

大部分的新妈妈在产后都会出现子宫收缩疼痛，这就是所谓的"产后痛"。产后痛的原理和生产时的子宫阵痛一样，都是子宫间歇性的收缩引起的，通常会持续两三天之久。此外，哺乳新妈妈，因为宝宝吸奶的时候会刺激子宫收缩，疼痛也会比较厉害。产后痛是新妈妈子宫恢复的表现，你不必为此着急。

新妈妈在生产后的2~3天内，通常会感到自己的子宫顶部刚好在肚脐的位置，或肚脐下1~2厘米处。到1周后，子宫的重量会降到约0.5千克，大约是生产时子宫重量的一半。2周后，子宫重量会减少到只有312克，并且完全缩到骨盆中。在4~6周后，它的重量会恢复到你怀孕前的水平，大概71克，这就是子宫复旧的过程。在子宫复旧的前2~3天，子宫会一直收缩导致痉挛疼痛式的产后痛，这种腹痛通常会随着怀孕次数的增加而加重，甚至可能需要医生开止痛药。如果感到十分不适，你可以按照以下方法来处理：

1 早下床。产后6~8小时，你在消除疲劳后即可坐起来，第二天就可以下床活动。这样做的好处是有利于你的生理功能和体力的恢复，促进子宫复原和恶露排出，缓解腹痛。

2 及时排尿。这样才能不使膀胱过胀或经常处于膨胀状态，引起膀胱炎或产后出血，加重腹痛。一般情况下，你在产后4小时内就应该去排尿。

3 采取正确的卧姿。你在卧床休息时尽量采取左卧或右卧的姿势，避免仰卧，如果是顺产，你可以采用俯卧的姿势，可以减轻疼痛。

4 多哺乳。母乳喂养不仅有利于宝宝的生长发育，还会促进子宫收缩，促使你的子宫早日复原。

5 按摩相关穴位。按摩足部的三阴交穴，或是背部膀胱经的相关穴道，可以减轻疼痛。

6 产后每日坚持按摩腹部。从心下撑至脐，在脐周做圆形揉按数遍，再向下撑至耻骨联合（阴毛处之横骨）上方，再做圆形揉按数遍，然后将手置于痛处片刻，又重复上述动作。如此反复按摩，每次10~15遍，早晚各1次，可促进子宫复原。你也可以用热水袋热敷小肚子，缓解腹痛。

专家指导

你要对产后子宫的变化进行观察，不要任其自然，对于自己感觉异常的产后腹痛要及时告诉医生，以防出现问题或耽误治疗。病理性子宫疼痛的处理方法大多是使用抗生素、止痛药，并加以适当引流。还有极少数感染是因子宫内感染物无法排出，这就必须手术取出感染物了。

防治急性乳腺炎，保护宝宝的"粮仓"

急性乳腺炎是产后新妈妈的常见疾病。一般而言，初次哺乳的新妈妈如果哺乳方法不当，乳汁滞留严重，加上乳头有破裂，细菌侵入感染，便容易感染乳腺炎。而如果新妈妈精神紧张，或产后进食过多的高蛋白、高脂肪的食物，使乳汁过于稠厚，均可影响乳汁分泌，诱发急性乳腺炎。此外，身体的其他感染也会诱发急性乳腺炎的发生。

新妈妈突发急性乳腺炎时，会感到乳房胀痛，能摸到肿块，并有压痛，同时伴有轻度发热。这种乳腺炎如果及时排除淤积的乳汁，症状就会得到缓解。严重时会引起新妈妈的体温持续高烧不退，有时可以达到39℃，并伴有发冷、发颤、心跳加速等症状。如果不及时诊治，乳房的肿块就会化脓，乳房变得柔软，有波动感，此时需要医生切开脓包排脓。

为避免突发急性乳腺炎，你应注意在哺乳时注意方法，注意产后不要过早催乳，宝宝在1周内的食量非常小，产后现有的奶水已足够他食用；哺乳时，让宝宝把乳头及整个乳晕都含住，要吸空一侧乳房，再换另一侧；不让宝宝含着乳头睡觉，以免过度地用力吮吸，使乳头皲裂，细菌入侵。宝宝如果吸不完你的乳汁时，在哺乳后，可以用吸奶器把残留的奶水吸干，避免淤积。

在哺乳期，你也不要无节制地进补高蛋白、高脂肪的食物，同时注意多喝水，保证乳汁的畅通。为避免乳头皲裂，你应保持乳房清洁、舒适，每次喂奶前可以用毛巾对乳房热敷，帮助乳腺管畅通。内衣要经常更换，以免不洁内衣污染乳头，进而感染乳腺。注意在哺乳期间不要佩戴有钢托的乳罩，以免钢托挤压乳房，造成局部乳腺乳汁淤积。

你也可以用民间偏方预防乳汁淤积：把30克橘核用水煎服，喝2~3剂，可以预防产后乳汁淤积，在一定程度上也可预防产后乳腺炎的发生。

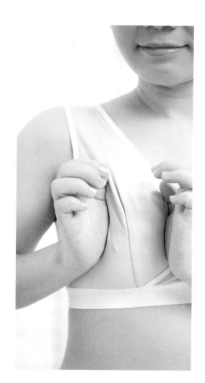

专家指导

如果一侧乳房患有乳腺炎，你用另一侧的健康乳房给宝宝喂奶即可；如果两侧乳房均患有乳腺炎，若不严重，可以让宝宝用力吸乳，将奶水排空，避免奶水又继续淤积在乳房内。如果乳腺炎严重，医生可能会开出抗生素药剂，并建议你暂停哺喂，以进行全面治疗。

小心防治产后阴道炎

正常女性的阴道内寄生着大量的细菌，但大多数不致病。这是因为女性的阴道有自净作用。但产后新妈妈元气大伤，抵抗力减弱，产后宫颈口尚未闭合，子宫内膜原胎盘附着部位又有创面，产后的血性恶露又有利于细菌的繁殖，如果不注意，就会引发产后阴道炎。

产后阴道炎有细菌性阴道炎与非细菌性阴道炎之分，不同的阴道炎会有不同的症状，你可以自检，如果情况严重，就要到医院就诊。

1 非细菌性阴道炎：非细菌性阴道炎是由生产时阴道出血刺激引起的，单纯地表现为红肿胀痛，这种阴道炎一般发生在恶露排尽以后，刺激减少时就会自愈。

2 细菌性阴道炎：细菌性阴道炎是由于产后阴道抵抗力偏低，被细菌感染所致，根据细菌的类别，细菌性阴道炎可分为滴虫性阴道炎和霉菌性阴道炎两种。

3 滴虫性阴道炎：由阴道毛滴虫引起，不洁性交或不洁衣物、清洁用具都有可能致病，主要表现为外阴瘙痒，白带增多，白带为淡黄色泡沫状，严重时白带可混有血液。

4 霉菌性阴道炎：由白色念珠菌感染，不洁性交，不洁衣物、清洁用具也是主要致病途径，主要表现为外阴瘙痒、白带增多、白带呈豆腐渣样。

如果新妈妈发现自己患有细菌性阴道炎，在产褥期满后应马上治疗，以免引起更严重的病症。

阴道炎重在预防。在月子期间，你可以每天要用温开水清洁外阴，及时清理恶露等分泌物，勤换内裤、卫生巾，保持阴道环境的清洁。你应选用纯棉的内衣裤，内、外裤都要松紧合适，太紧的裤子不利于通风透气，容易滋生细菌。内裤最好一天一换。洗涤衣物时，用刺激性较小的肥皂，洗涤后放在阳光下晾晒干，并收到干燥、清洁的固定地方存放，防止被污染。饮食上，注意营养均衡，少吃刺激性食物，增强自身的抵抗力。

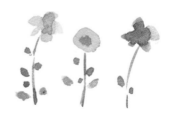

专家指导

你可以选用专门的内衣消毒液清洗内裤，如净典内裤洗涤液、达克宁内裤洗涤皂、金鱼妇女内裤清洗液等。净典内裤洗涤剂不但能清洁，还能保证内裤颜色不泛黄；达克宁皂可以在药店买到，是可以广泛应用的洗涤杀菌肥皂；金鱼妇女内裤清洗液可以清除内裤上残留的滴虫和衣原体，预防细菌感染。

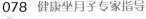

作好预防，远离月子感冒

由于新妈妈产后气血两虚，抵抗力下降，加上出汗较多，全身毛孔经常张开着，很容易患上感冒，而且患上感冒后不但不利于新妈妈产后恢复，还有可能影响宝宝的健康，新妈妈一定要作好预防，远离产后感冒。

预防感冒的最佳措施就是保暖防风。你的卧室温度最好保持在 20℃~24℃ 之间，不宜过高也不宜过低，并且要注意室内通风，每天应开窗通风 2~3 次，每次 20~30 分钟。空气干燥的时候，可以在房间里放一个加湿器或者一盆水，同样能起到预防感冒的作用。新妈妈在月子期间出汗较多，衣裤、被褥常被汗水浸湿，你需要注意经常更换被汗湿的内衣裤。如果脚部受凉，会反射性地引起鼻黏膜血管收缩，使人容易受到感冒病毒侵扰。你要注意足部的保暖，最好能时刻穿着袜子。你也可以在空闲时间经常搓手，人的手上有很多经络和穴位，经常搓手能促进手部的血液循环，从而疏通经络，增强免疫力，提高对抗感冒病毒的能力。

新妈妈坐月子期间，最好不要有太多的客人来拜访。如果家中有人患了感冒，应立即采取隔离措施。如果新妈妈不小心感冒了，一定要作好护理，以便尽快恢复健康。

感冒初起喉头痒痛时，你可以立即用浓盐水每隔 10 分钟漱口及咽喉 1 次，10 余次即可见效。如果有轻微的鼻塞，在保温茶杯内倒入 42℃ 左右的热水，将口、鼻部置入茶杯口内，不断吸入热蒸气，1 日 3 次，可帮助你更好的呼吸。

如果新妈妈感冒严重，出现高烧不退、咳嗽加重、呼吸困难等症状时，应尽早去医院治疗。

专家指导

新妈妈患感冒时，早已通过接触把病原带给了宝宝，即便是停止哺乳也可能会使宝宝生病，相反，坚持哺乳，反而会使宝宝从母乳中获得相应的抗病抗体，增强宝宝的抵抗力；当然，新妈妈感冒很重时，应尽量减少与宝宝面对面的接触，可以戴口罩，以防呼出的病原体直接进入宝宝的呼吸道。但你在高烧期间可暂停母乳喂养 1~2 天，停止喂养期间，记得要经常用吸奶器把乳房吸空，这样才不会影响日后奶水的正常分泌。

便秘，大部分新妈妈的困扰

　　新妈妈一般在产后2~3天就会排便，如果超过3天仍然没有排便，就可以视为产后便秘了。产后便秘在新妈妈中非常多见。

　　便秘会拉伸骨盆底肌肉，不利于你的恢复，长期便秘，还会使痔疮加重。因此，产后防止便秘非常重要。你在生完宝宝后，要尽快开始正常饮食，多吃高纤维食物，让大便软化更容易排出。生完宝宝后，还要尽早在身体允许的条件下下床走动，如果还在住院，隔一段时间就要起来在病房里走走，在家的话也一样。长时间坐着或躺着，都会让便秘加重。

　　为了避免过分拉伸骨盆底肌肉，引起伤口的疼痛，新妈妈排便时要注意姿势。蹲姿更有利于你用力，如果家里是坐式马桶，你可以直起后背抬高膝盖，直接在脚底下垫一个板凳，让脚的位置更高些，踮起脚尖，把双肘放到双膝上。这样做是为了让你尽可能和蹲着一样，达到排便的最理想姿势。

　　做了会阴侧切的新妈妈，在排便时可以把干净的卫生巾对折放在会阴或伤口缝合处，从前面扶住。这样做有助于支撑你的骨盆底肌肉，缓解排便的痛苦，并且会让你放心，你的伤口不会裂开。

　　产后便秘的一个重要原因是新妈妈的腹壁和骨盆底肌收缩力量变小，使得新妈妈排便时无处借力导致的，此时，掌握一定的用力方法可以帮助你排便。首先，坐在马桶上，可以先弯腰再坐直，重复几次，活动腹部肌肉，然后把手放在腹部上，收缩腹部肌肉，让肚子变平坦，腰部变宽，然后做相反的动作，把腹部肌肉向手掌推，大约做10次吸和推的动作后，最后再长时间(3~5秒)地做一个推的动作。做这个动作的时候，要放松骨盆底肌肉。当你做推的动作时，就应该会排便。如果没有效果，也别用力，多做几次吸和推的动作后再试。如果还是没有任何反应，再作几次骨盆底肌肉练习后，就离开马桶，过一会儿再试，千万不要勉强自己。

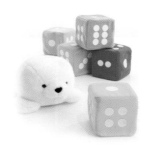

专家指导

　　如果新妈妈在分娩3天后还是没有任何排便迹象，就可能是暂时性便秘，医生可能会推荐一种通便剂。在度过初期的暂时性便秘后，新妈妈应注意身体的自然反应，一有需要就要去排便。不要因为太忙，错过了上厕所的时间。在日常生活中注意定时吃饭，多吃水果蔬菜，多喝水，多下地活动，以避免形成习惯性便秘。

新妈妈拒绝产后风

产后风，按照中医的说法，就是女性在分娩后，因肌表、筋骨大开，身体虚弱，内外空虚，这时，风寒悄悄地乘虚而入。在月子里的恢复期，肌表、筋骨又合闭起来，使风寒停留于体内，形成产后风，也就是所谓的"月子病"。

产后风是分娩后感受了外邪、风寒出现的一系列症状。其中以关节疼痛者居多，不少新妈妈常会出现手腕、手指关节和足跟部麻木或疼痛等。此病的成因在于分娩后的新妈妈内分泌发生了变化，全身肌肉、肌腱的弹性和力量下降，关节囊和关节四周的韧带张力减弱，使关节变得松弛。在此状态下，假如新妈妈过早过多地从事家务劳动或过多地抱宝宝，会加重关节、肌腱和韧带的负担，轻易使手腕、手指关节等部位发生劳损性疼痛。而由于新妈妈在此期间一般卧床休息多，下地活动少，足跟底部脂肪垫变薄、退化、弹性下降，所以易导致足跟脂肪垫出现水肿、充血等炎症，引起疼痛。

尽管产后风不是产后通风所致，但的确有许多新妈妈在分娩后，特别是冬季会出现怕风、怕冷的情况。这是由于新

妈妈在产后气血亏虚引起的，而产后出汗过多，也会让新妈妈遇风就会觉得全身湿冷。但现代医学认为这些所谓的"产后风"往往有不同的原因，而且有时同样的症状也可由不同的原因引起。产后风治疗麻烦，疗程比较长，你要做的是在月子期间加强护理，拒绝产后风。

分娩前一点小小的刺激在分娩后都会出现问题，因此你在分娩后应注意充分地休息，不宜做过多的家务劳动，特别

要注意减少手指和手腕的负担。产后2~3周内绝对不能过度活动关节。多休息，不能过度疲劳。照顾宝宝时多依赖家人，如有条件也可以聘请月嫂，避免过于劳累。坐月子期间一定要注意防风避寒，不能直接吹风，或是喝凉水，饮食方面也不能吃凉或刺激性的食物。

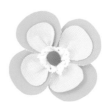

专家指导

产后风多认为是不治之症，此种说法是错误的。产后风治疗方法与风湿、类风湿不同，产后风治疗，以补气、补血为主，在调养身体的同时，才能治好产后风。中医疗法对产后风有很好的功效，如果只是产后手脚痛，可以采用一些自我热敷、按摩等方法。热敷用热毛巾即可，加上一些补气养血、通经活络、祛风除湿的中草药效果更佳。还可以用按摩，一般是在痛点处先轻压后重压，压30秒放开15秒，交替进行，注意按压时不要揉捏，否则会使疼痛加重。总之，新妈妈产后的各种不适必须长期调养，以促进身体各项机能的恢复。

产后严防子宫脱垂

月子里，子宫尚未复原时，新妈妈要多卧床休息，不要过早地参加重体力劳动，不要过早地走远路或跑步，否则容易引发子宫脱垂。

由于分娩时用力不当，导致子宫支撑组织松弛或撕裂，有时候，由于胎儿较大或产程长，胎儿在阴道内的停留时间较长，会使产后阴道前后壁轻度膨出，甚至引起骨盆底的肌肉受到损伤，盆底托力下降，造成子宫脱垂。新妈妈产后若过早活动，如跳动、提拉重物、长时间站立等，也会导致子宫脱垂。

子宫脱垂因程度不同有轻、中、重度之分：

轻度子宫脱垂：此类大多数新妈妈没有什么感觉，有的在长期站立或重体力劳动后感到腰酸下坠。

中度子宫脱垂：宫颈和部分宫体脱出于阴道口外，特别在用力屏气后明显。多数子宫脱垂者，当其大笑、剧烈咳嗽、体势用力时，腹腔压力突然增加，引起尿失禁而使尿液外溢。

重度子宫脱垂：即整个宫颈和宫体全部暴露于阴道口之外。此型最容易发生感染，子宫充血、水肿，严重者甚至发热、口渴、便结等。

长期子宫脱垂，会导致子宫受摩擦后肥大、发炎、溃烂、出血。如合并有膀胱或直肠膨出，还会发生尿频、尿急或排尿、排便困难，甚至引起输尿管积水、肾盂积水，反复发生尿路感染，危害非常大。因此，新妈妈产后要多休息，从以下几个方面预防子宫脱垂：

1 产后下床劳动不可过早，但并不要求绝对卧床休息。

2 产后1个星期，新妈妈可以做些轻微的家务活，如擦桌子、扫地等，但持续时间不宜过长，更不可干较重的体力活。

3 保持大便通畅，绝对禁止用力大便。

4 注意保暖防寒，防止感冒咳嗽。患有慢性咳嗽者应积极治疗。

5 加强盆底肌和提肛肌的收缩运动。如抬臀运动，你可以仰卧屈腿，有节律地抬高臀部，使臀部离开床面，然后放下，每日2回，每回连做10~15次。这样能使盆底肌、提肛肌逐渐恢复其紧张度。

若已经患子宫脱垂应及时去医院诊断治疗，并绝对卧床休息，可适当食用补气升阳益血的药膳，如人参粥、人参山药乌鸡汤、人参肘子汤、黄羊肉汤等。

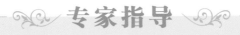

专家指导

你在产后至少要有42天的休息时间，最好长到60天。月子里休息最好保持右侧卧姿，伤口恢复后左右卧姿交换进行，不要老是面朝天花板，以防子宫后倾，导致子宫脱出。

漏尿，大笑时的尴尬

　　可可妈在坐月子期间开始都是站着喝水什么的，后来发现有点漏尿，而在咳嗽、打喷嚏，甚至笑的时候，也会有尿液漏出。可可家请的月嫂说这是正常现象，因为刚生完宝宝，会阴肌肉没有恢复好，这时候最好尽量坐着喝水、喝汤，并加强骨盆底肌肉锻炼。可可妈按照月嫂的建议，之后都坐着喝水、喝汤了，并每天坚持进行骨盆底肌肉锻炼。在出月子后，可可妈发现漏尿现象没有再发生过。

　　可可妈这种漏尿现象在医学上被称做压力型尿失禁。压力性尿失禁是指在你跑步、跳跃、咳嗽、打喷嚏，甚至笑的时候，有尿液漏出。新妈妈分娩后，由于会阴肌肉没有恢复好，很容易出现压力性尿失禁。在产后，很多新妈妈都会受到压力性尿失禁的影响，有学者在对2000名女性进行的调查中，大约有近一半人遭遇了不同程度的产后压力性尿失禁。采用平躺或全蹲的分娩姿势，似乎最容易发生压力性尿失禁，而采用有支撑的半蹲分娩姿势则发生的比例最低。而分娩次数越多，压力性尿失禁的情况就越严重。如果你有这种情况，可以采取以下这些措施，来避免或减缓尿失禁现象：

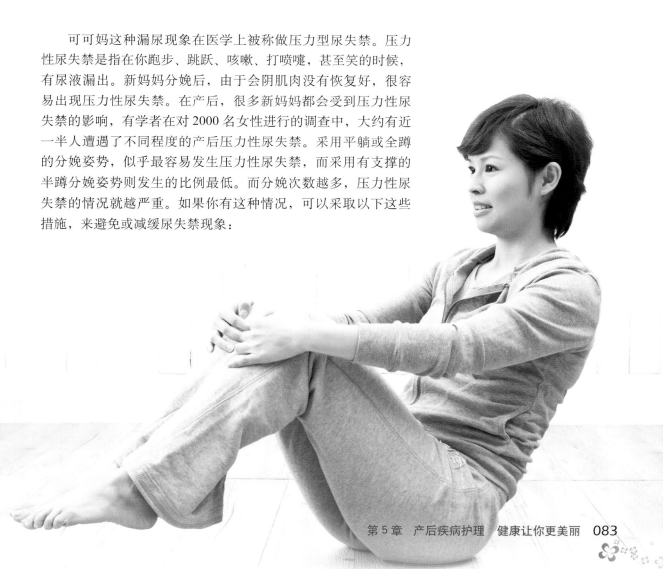

1 尽量减少腹部压力。你在月子期间最好不要弯腰捡东西，也不要抱宝宝或提重物。如果出现慢性咳嗽或过敏，应该尽早治疗。

2 不要憋尿。憋尿不但容易加重尿失禁的症状，还可能引起泌尿系统感染。所以，你应该形成正确的排尿习惯，千万不能憋尿。

3 进行骨盆放松练习。有时间的时候进行一下骨盆放松练习，也有助于预防压力性尿失禁。具体练习方法是：像要进行爬行似的跪在床上，背部伸直，臀部肌肉收缩，将骨盆推向腹部；弓起背坚持几秒钟，然后放松，准备做下一组动作。

4 凯格尔运动练习：凯格尔运动是一种骨盆底肌肉的练习运动，可以增强膀胱括约肌功能，改善排尿状况，还有助于产后恢复。仰卧，双膝弯曲，双脚平放在床上，先用深呼吸使身体放松，然后收缩臀部的肌肉，紧闭尿道、阴道及肛门，使自己产生一种类似尿急的感觉，达到这种状态后，尽量保持 5 秒钟，然后慢慢放松。每次锻炼做 10 次左右，经常进行练习可以起到很好的防治效果。

5 放松心态。新妈妈应调整心态，告诉自己这是很普遍的产后症状，尽量放松心情，以防精神因素影响恢复。

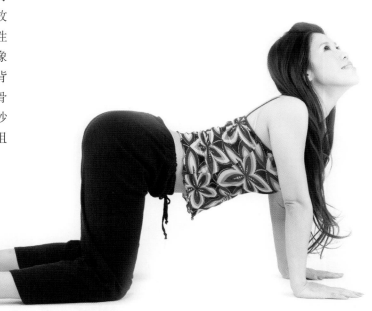

✤ 专家指导 ✤

如果新妈妈的尿失禁症状特别严重，有可能不是单纯的压力性尿失禁，而是由膀胱神经控制障碍、慢性糖尿病、膀胱严重脱垂、盆腔肌肉过度撕裂等原因引起的病理性尿失禁，需要到医院仔细检查确诊后，再进行适当治疗。解决这样的问题宜早不宜迟。

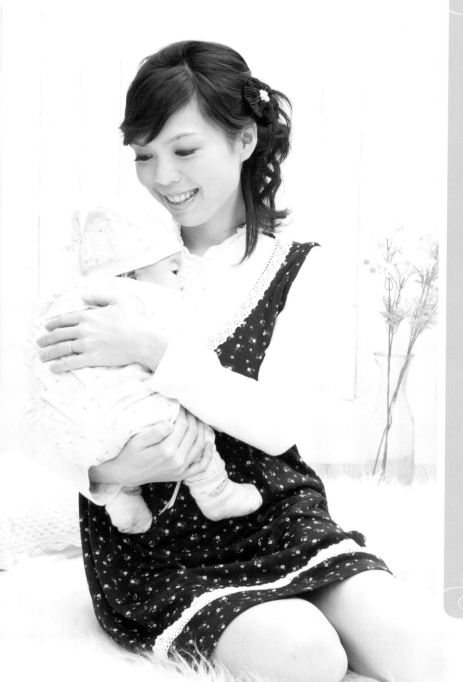

第 6 章

产后情绪调整
当个快乐新妈妈

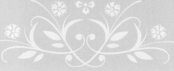

完美新爸爸须知

在伺候新妈妈的月子中，新爸爸是不可忽视的重要组成人员。他既要协助长辈照顾好宝宝，作为你最亲密的爱人，他还是你精神上的支柱。也许初为人父的新爸爸不知道从哪里着手，下面一些建议可以给他支支招。

* 创造一个安静、舒适的环境

新妈妈产后需要有充分的睡眠和休息，因此要保持房间内的安静、舒适。新爸爸与家人应一起给新妈妈创造一个好环境，保持房间里的温度和湿度，并减少不必要的打扰。通知亲友、接受亲友的祝贺这样的事情自然落在新爸爸的头上。

* 了解护理新生儿的基本知识

新爸爸也要掌握一些护理新生儿的基本知识，如给宝宝换尿布、洗澡、换衣等，力所能及地帮助身体虚弱的新妈妈照顾宝宝。

* 掌握月子护理的基本知识

新爸爸对新妈妈在坐月子期间的身体恢复情况、精神状态应有个基本的了解，掌握一些基本的护理方法，如给新妈妈按摩等，缓解新妈妈身体上的不适。

按摩方法：双手放于新妈妈脑后颈部，用手从脑后发际处往下轻捏到颈根，两手交替反复3~5次；然后用手掌从上向下推搓新妈妈腰部，以皮肤有温热感为宜，注意把握力度；最后用双手拇指从上向下沿着两侧的腰肌进行按压，3~5次即可。

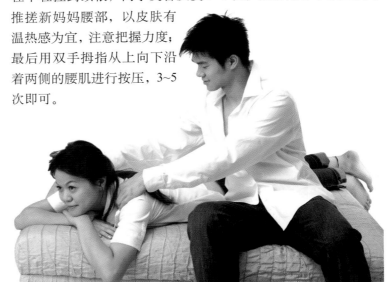

专家指导

除了精神上的支持和鼓励外，新爸爸在新妈妈需要时也要适当保持身体上的亲密和亲热，一个拥抱，一个温馨的吻，都会给新妈妈莫大的鼓励，新爸爸千万别只亲热宝宝而冷落了劳苦功高的妻子。

妈妈、婆婆、月嫂，到底谁伺候月子更好

一般情况下，新妈妈坐月子期间，婆婆或妈妈会照顾你。现在，也有很多新妈妈雇佣月嫂，请月嫂照顾自己，同时，负责护理新生宝宝。那到底谁伺候月子更好呢？

很多新妈妈倾向于让自己的婆婆或妈妈照顾自己，她们会比较熟悉家中环境，更了解你的身体和心理状况，相处会比较自在，有问题了也可以直接沟通，可谓是理想的方式。但由于思维方式的差异，婆婆和妈妈都会依据传统要求你坐月子或干预照护宝宝的方式，产生不必要的冲突，造成新妈妈的困扰。对于这种状况，你应该在怀孕期间就要多搜集资料，再选择出适合自己的坐月子方式，以便和长辈沟通、讨论。对于婆婆或妈妈的一些你认为不科学的传统做法，你要积极与老人沟通，说明其中的不科学和不合理的地方，以理服人，避免造成不愉快。除此之外，在照顾宝宝、谁负责烹煮月子餐、谁负责整理家务等，都应事先与家人沟通达成共识，以免到时手忙脚乱，你反而无法得到充足的休息。

如果有条件，产后又缺乏人手照顾，新妈妈可以聘请月嫂来帮助自己坐月子。月嫂的具体工作可能包括给你做月子餐，简单的乳房护理，哄宝宝，给宝宝换尿布、洗澡、洗衣服等。有的月嫂还会负责晚上给宝宝喂奶，那样你晚上就能更好地休息了。如果你是母乳喂养，睡前你可以先把母乳挤出来，请月嫂晚上用奶瓶喂给宝宝。这样你和宝宝都可以在熟悉的环境中获得专业的照护。对于月嫂服务的坐月子方式，新妈妈在产前选定合适的月嫂十分重要。你应先了解月嫂每日服务的工作内容是否娴熟，日常三餐的口味如何，以上几点都需仔细考虑。除此之外，也要注意月嫂是否备有合格证照、是否有育儿的经验以及卫生习惯是否良好等，这些都应和月嫂沟通清楚，以便了解自己的想法是否与对方契合，避免在月子期间才发现月嫂不适合自己，临时更换而费时费力。

专家指导

如果新妈妈选择坐月子期间自己照顾自己，那么你应该多依赖新爸爸，请他帮助分担照顾宝宝的任务，如多抱抱宝宝、帮宝宝换尿布、给宝宝洗澡等，腾出足够的时间和精力让自己的身体更好更快地恢复。为了节约时间和体力，你还可以从外面购买月子餐。现在有很多地方都有专门供应月子餐的公司，他们多半都能送货上门。你还可以顺便多订一份，让新爸爸也享受一下。照顾宝宝又照顾新妈妈，他也辛苦了。

把婆婆当亲妈会让你更快乐

　　小丽分娩后，因为妈妈实在是走不开，最后是婆婆过来伺候她的月子的。刚开始海丽还挺委屈：毕竟婆婆不是自己的亲妈，有什么事情、什么问题都不好跟她说啊！这种想法让海丽面对婆婆"你有什么需要尽管跟我说，有什么想吃的我给你做"的说法时也只是客气地笑了笑。没想到，婆婆还真是对自己上心了，每日变着法儿给她做好吃的，家务事都不让海丽沾手，除了喂奶，宝宝几乎都不用海丽照顾。对于不能洗澡这样的传统观念，婆婆也在仔细听了海丽的理由后，前后张罗着衣服、调试水温，还专门把睡衣睡裤烤暖和了再让海丽穿，生怕她着凉。海丽不禁感慨，自己的亲妈说不定还做不到这点呢。海丽从心里对婆婆更敬重了些，有什么事情都会想着她，看她太忙了就打电话叫月子餐，好让婆婆歇歇……在这样互敬互爱的和谐气氛下，海丽顺利地出了月子，婆媳关系更融洽了。

　　坐月子期间，身体虚弱的新妈妈往往少不了让婆婆帮助照顾自己和宝宝，婆媳关系立刻变得极为重要起来。尤其是此前并不在一起居住的婆婆，现在为了宝宝而一起生活，如何相处好成了婆媳之间非常重要的事情。做儿媳妇的毕竟在接受着婆婆的照料，所以在与婆婆相处的时候，将婆婆当成自己的亲妈，推心置腹，你会更快乐。

　　对一些难以沟通的问题，或自己看不惯的事情，不要太较真，有时候睁一只眼闭一只眼就过去了，尽量不要给自己太大的压力。你自己安心休息好，并照顾好宝宝就是最重要也是全部的工作。

专家指导

　　在与婆婆的沟通上，新妈妈可以充分发挥新爸爸这个中间人的作用。有时候，你说不通的事情，说不定你丈夫就能说通了，亲子关系就是这么奇妙。但要注意的是，不能对着丈夫一味地抱怨婆婆，不要一与婆婆闹得不愉快，就要新爸爸去解决，还不准新爸爸站在婆婆一边，使得家庭关系更加紧张，你也闹得更不愉快，不利于产后恢复。

别忘了和闺密常联系

产后激素的变化，和对产后新生活的不适应，使新妈妈容易产生抑郁情绪，此时，不要忘了和闺密常联系，倾诉你的不适和郁闷，纾解释放你的压力。

几乎每个女性都有自己的闺密，而女人的友谊是很特殊的，不是生死与共，也不是两肋插刀，而是无话不谈。最近的一项研究表明，女性在向朋友倾诉的时候，体内会分泌出5倍于平时的抗压力的激素，保证情绪和身体都不会失控。这也是为什么女性通常要比男性快乐和长寿的秘诀。作为具有丰富情感体验的人类来讲，语言是我们最重要的交流方式，女性喜欢倾诉，她们通过这种方式来努力减轻压力，分担性大于分享性，可以说是女性友谊的最大特点，这与心理学上的宣泄治疗是相似的。因此，你在产后可以多和自己的闺密交流，除了将心中的苦闷、忧虑、悲伤甚至包括夫妻之间发生的不愉快和烦恼告诉闺密外，你还可能从她那里得到解决这些令人头痛的问题的方法，这也会使你得到安慰和支持。因为对你了解，她们会

像内行的心理医生，不仅会帮助你摆脱不良情绪的困扰，而且能帮你卸下精神包袱。

如果你的闺密也已经有了宝宝，你还可以跟她交流坐月子的方法方式，她的过来人经验一定会给你帮助的。所以，

当自己不开心或情绪低落时，千万不要自己闷在心里，赶快给闺密打一个电话吧，她肯定无论何时何地都会与你一起分享快乐和分担痛苦的。

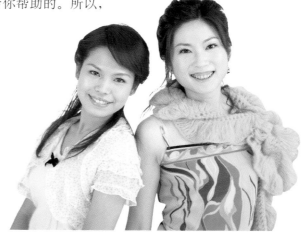

专家指导

除了闺密，你还可以找自己信任的朋友倾诉，把你的不愉快与担心，把压在自己心中的那块石头一股脑地说出来，相信哪怕朋友没能给你提供任何意见，而只是真诚耐心地听你说完，你也会有一种如释重负的感觉。

有了宝宝，千万不要忽视了老公

航航妈很委屈、很困惑。在月子期间，她把全部精力都放在了宝宝身上，在自己的身体初步恢复后，照顾宝宝的事情就不假他人之手了，事无巨细地照顾宝宝，宝宝每次吃了多少奶、什么时间大小便都要记录。而老公却为了自己让他给宝宝洗尿布、让他抽出时间给宝宝买尿不湿而抱怨，说什么现在是儿子的奴隶，而她这个皇太后都不正眼看他一眼，视他如无物。难道最近自己真的是太忽视老公了？

航航妈的问题确实是太忽视老公了。许多女性当了妈妈以后，眼中除了宝宝再也容不下其他的人和事，满嘴只是妈妈经。也许新妈妈会想，跟自己的宝宝争什么宠吃什么醋啊？但你有没有发现，当你眼中只有宝宝的时候，可能对自己不再在意，每天蓬头垢面、衣服邋遢；对老公不再注意；什么兴趣和爱好都丢掉了，整个人变得越来越琐碎和乏味；而与老公一起相处，除了聊宝宝就没有其他话题。当老公在家里感觉不到自己的重要性，感觉你越来越像是宝宝的保姆，而不是自己的伴侣，他会寂寞空虚，这是很可怕的一件事。

妈妈爱宝宝，可你要知道平衡关系，不能忽视自己，更不能忽视你的老公。一个家庭的核心是夫妻，夫妻关系高于一切，也是亲子关系的重要保障。当一个女人把全部精力都放到宝宝身上时，老公会觉得自己没有立足之处，长此以往，这个家庭的根基变得不稳，必然就要出现各种问题。

妈妈对宝宝的过度关心和保护其实对宝宝也是灾难。因为自己的奉献，往往就会觉得自己有权决定宝宝的事情，要将自己的意志加在宝宝身上，控制宝宝的一切，宝宝稍有反抗就搬出我为你作了多少牺牲的话，让宝宝内疚、窒息。这样的宝宝最后会变成一个木偶，被妈妈牵着线才可以动。正是因为妈妈的爱造就了无数成年了在精神上还不能独立的人。

因此，新妈妈不妨稍微放手，偶尔让婆婆或妈妈帮忙带一下宝宝，给自己和老公留出属于两个人的时间。当然，新妈妈也应该让老公参与到照顾、养育宝宝中来，这样一是你可以休息，二是让他知道你的辛苦，他才会更疼你。老公在养育宝宝的过程中，会变得更有责任感，这对宝宝的成长也具有重大的影响。

专家指导

家庭需要一辈子用心经营，老公在家庭中的地位是不可撼动的，新妈妈千万不要有了宝宝而忽视了老公，而更应该关注他的思想和生活，同时不忘随时给自己充电，随时保持相互的吸引力，维护自己的婚姻，给宝宝一个最好的家庭成长环境。

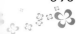

睡觉是调整情绪的极好方式

澳大利亚的一份医学研究报告说，许多女性在她们的宝宝出生后第一年出现的被认为是产后抑郁症的症状，可能只是缺乏睡眠的迹象。从另一个角度说，睡眠是调整情绪的极好方式，新妈妈在晚上哄宝宝睡觉后使自己获得充分的休息，对调整产后情绪有很大帮助。

如果新妈妈经常觉得委屈伤心、疑虑烦躁、生活懒散，常常打不起精神，就可以对照以下的问题看一看自己是否属于睡眠不足。

1 你是否需要别人叫才能醒过来？

2 你是否在看电视时常打瞌睡？

3 你是否一天到晚就爱睡懒觉？

4 你是否上床后，头一贴到枕头就呼呼大睡？

如果新妈妈对其中任何一个问题回答"是"，那就说明你睡眠不足。

新妈妈在坐月子期间应保证充足的睡眠，每天至少保证夜晚睡 8 小时，午睡 1 小时。新妈妈也可以采取以下的方法，提高自己的睡眠质量。

在睡觉前的 30~60 分钟里，新妈妈可以做点能让自己放松的事，尽可能不让自己过于紧张和劳累，尝试一些放松身心的方法，比如洗个热水澡、静静地读点书等。在睡前，新妈妈可以喝一杯热牛奶。牛奶中含有一种能使人产生疲倦欲睡的生化物，这种物质有一定的镇静催眠作用，所以，新妈妈睡前可以喝杯热牛奶，利于自己的休息和睡眠。另外要注意，上床前的 3 个小时内不要吃得太多。

新妈妈不要把所有的时间都放在宝宝身上，可以请婆婆或妈妈帮忙带带宝宝。同时，要建立宝宝的规律的睡眠习惯，这样可以同时保证新妈妈和宝宝的睡眠时间。

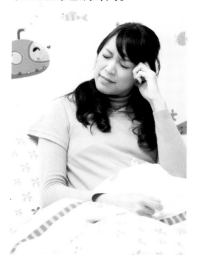

专家指导

出生后头 6 周里（有时可能是头 12 周），大部分宝宝的睡眠都没有规律，即使是这样，新妈妈也可以慢慢帮助宝宝养成规律的睡眠习惯。当宝宝半夜醒来时，你要平静而温和，同时保持沉默，让宝宝知道周围一切正常，但这是该睡觉的时间。跟宝宝待一会儿，如果是他饿了，给他喂奶直到他平静下来，但尽量不要跟他说话，灯光调暗些，慢慢地，宝宝养成了规律的睡眠习惯后，对你保证自己的睡眠有重要作用。

读懂宝宝会让你心里更快乐

甄臻面对自己刚出生的宝宝有点不知所措："宝宝怎么长得那么丑？会不会有什么毛病？那么细小、柔软的身体，我抱起来会不会伤害他？他为什么老哭？看到我不开心吗？……"在这样一连串的自我"考问"中，甄臻变得抑郁寡欢，甚至害怕接触自己的宝宝。

甄臻的担心完全是多余的，这也与她不了解宝宝的特征和护理要点有关。新妈妈应该了解宝宝的生长发育过程，同时学习宝宝的护理技巧：给宝宝换尿布、洗澡、包襁褓、护理脐带、母乳喂养等，了解宝宝的生长发育，读懂宝宝并伴随着宝宝成长，将让你感觉像自己获得了新生一般，会给你更多的快乐。

新生宝宝看上去很丑，他有着一个大脑袋，没有脖子，小短腿，大身子，如果是顺产的宝宝，因为受产道挤压，头部还可能会变形，或者看上去尖尖的。新生宝宝的头骨还是开放的，没有闭合，这是为了在出生时头骨可以适当收缩，以便顺利通过产道。宝宝头后部的囟门4个月左右闭合，而前部的囟门则会在9~18个月期间闭合。男宝宝的小鸡鸡会显得有点肿，因为他出生前从新妈妈体内吸收了过量的女

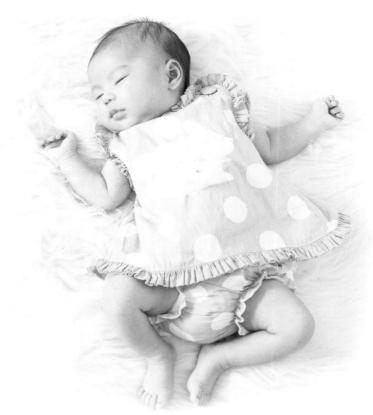

性激素，这些激素也会导致女宝宝出现类似变化。同样由于产道的挤压伤，宝宝的脸也可能会有些肿。刚出生的宝宝看上去是蜷曲的，胳膊和腿会在出生后的一两周内渐渐舒展。这期间，被舒适地包裹在小毯子里会让宝宝感

觉更舒服。

早产的宝宝身上有可能有胎毛或者胎脂，宝宝出生的孕周越往后，他身上的胎毛和胎脂就越少，刚出生时都是粉红色。宝宝通常出生后几天内会有脱皮的现象，而真正的肤色在第一年中才会逐渐显现出来。

30%~40%的宝宝出生时脸上会有像小粉刺一样的白色或黄色小点点，那是粟粒疹，粟粒疹通常在3~4周内就会自行消失，不需要特别治疗。有的宝宝出生时会有胎记，大部分胎记是无害的，许多会在几年内自行消失，也有的会跟随宝宝终生。

一半以上的正常、健康宝宝都会出现黄疸，一般情况下，足月出生的宝宝的黄疸会在一周内减退，早产儿持续的时间更长一点。

当你度过产褥期、宝宝6周大的时候，宝宝出生时的皮肤问题，如黄疸、粟粒疹等，基本都会消失。宝宝的脐带残端也会脱落，形成可爱的小肚脐。出生数天之后，宝宝的体重会迅速增加，通常每周长100~300克，这意味着他会长胖，皮肤会被填满，会长成一个漂亮的小天使。

新妈妈可以看一些育儿类的书籍，了解一下宝宝各年龄段生长发育的特点、心理的发展和身体的变化，这将有助于你了解宝宝，使你与宝宝相处的每一天都是快乐的。宝宝有自己的成长历程，新妈妈要相信自己，相信在自己的悉心照料下，宝宝会健康、快乐地成长。

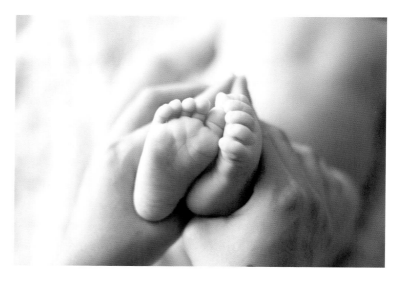

专家指导

有的新妈妈一开始就会对宝宝产生很浓厚的情感，有的新妈妈需要一段时间才能建立起亲子感情，这因人而异。你可以在宝宝出生后，花大量时间和他在一起，迅速建立起这种情感。随着时间的推移，当你逐渐了解了自己的宝宝，知道怎样去安抚他，享受着他的存在，你对于他的感情也就深厚起来了。直到有一天——也许是你第一次看到他笑的时候——你会看着他，意识到自己的全身心已经充满着一种无法用语言来表达的对他的喜欢和疼爱，你将是非常快乐的。

冥想：与心灵对话

想象可以成为一种精神上的寄托，新妈妈每天留一点时间、一个空间给自己的心灵冥想，让自己整理纷乱的思绪，暂时忘却疲惫和烦恼，可以让自己进入一种全新的忘我境界中，与心灵对话，让自己远离心灵的纷扰，缓解产后抑郁情绪。

科学研究表明，有规律地冥想，可以调节大脑神经，让处于压力重压下的大脑得到放松，有益于左右脑平衡使用，给人的机体健康"充电"。因此，你经常冥想更容易达到平静而快乐的状态。冥想过程中的脑波会变得安定，心情逐渐变得平和，全身肌肉变得放松，甚至有逐渐加强人体的免疫力的作用。当你进入冥想状态时，必须使全身肌肉、细胞以及血液循环等都缓慢下来，这样不仅会体验到宁静和放松，一段时间后还会源源不断地涌出想象力、创造力与灵感，使人的判断力、理解力都得到大幅度

的提升，你的心灵会更加敏锐，注意力会更容易集中，同时，你的身心会呈现安定、愉快、心旷神怡的感觉。

在产后，你可以腾出一段属于自己的时间，必要时可为自己营造有助于进入冥想的气氛，例如点一盏小灯、放一首轻柔的音乐或烧一炉檀香等，便于进入冥想状态。冥想是完全地放松，所以服装也有一定的讲究，你应该穿着松软的衣裤，任何有束紧感的服饰都可能令你在冥想过程中觉得不适。冥想时，用自我暗示的方法放下所有的紧张与焦虑，放松全身肌肉，可以让你更好地

进入冥想的状态。然后你可以静坐或静静地躺着，闭目静思，放飞自己的想象。沉思对象最好是以往的愉快事情，也可以是大自然美好的风光，比如夏夜布满天空的繁星，或是宁静怡人的乡村夜景，或是曾去过的旅游胜地等，这样你将在自己的想象中得到心灵的净化。

专家指导

刚开始练习冥想的时候，你可能会觉得思绪万千，各种念头纷至沓来，难以进入状态。这时你可以先闭上眼睛，将注意力集中于自己的呼吸，深吸一口气，呼气时先发出"O"的声音，然后合上嘴唇，发出"M"的声音，直到这口气彻底呼出，然后再吸气，反复进行。注意力集中在语音上，体会它在大脑中的回音，可以帮助你慢慢进入状态。

学点缓解压力、放松心情的招

　　宝宝出生了，带给彩霞的不仅仅是喜悦。在宝宝出生的这些天里，她体验到从狂喜到愉快，到伤心，甚至到郁闷的种种情感。她还不适应日以继夜地照顾宝宝，感到自己力不从心，害怕自己养育不好宝宝；她担心老公因为自己变形的身材不再爱她，她感到产后压力一下子都扑面而来，这让她感觉到恐慌。

　　产后的生活给彩霞这样的新妈妈带来了不少精神压力，新妈妈要学会调试自己的情绪，学点缓解压力、放松心情的招，学会自我释放压力，使自己身心放松。

　　新妈妈越累，压力就会越大。在照顾宝宝之余，你可以抓紧一切时间休息。午餐后，宝宝睡着以后、醒来以前打个盹，只需10分钟就会使你精神振奋。在短时间内放松、休息，让自己得到小憩，你会觉得安详、宁静与平和。如果你想自己单独安静一小会儿，可以将宝宝交给你的妈妈、婆婆或者老公，他们肯定会很乐意帮忙的。在自己独处的时间里，你可以靠在椅子上，微闭着双眼，听一些舒缓的音乐来放松自己。你也可以在加餐时间，尝试吃一些有利于舒缓情绪的食物：

1 喝一杯低脂牛奶：牛奶富含钙，研究发现，有女性在吃了1000毫克的钙片后，3/4的人都在不同程度上解除了紧张、暴躁或焦虑情绪。

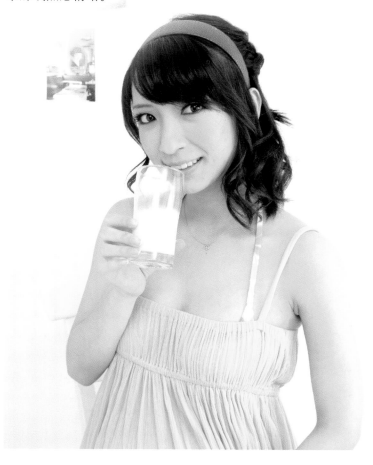

2 吃 1 块全麦饼干：全麦饼干等谷类食物含有丰富的纤维质及 B 族维生素，除了改善肠胃道问题，还能避免身体产生疲倦感。

3 喝一杯热的菠萝汁：除了含有的丰富的 B 族维生素、维生素 C 可消除疲劳、释放压力之外，菠萝中还含有酵素成分，能够帮助蛋白质消化分解，减轻肠胃道负担。

4 喝一杯加了薄荷的玫瑰花茶：草本植物中的薄荷，散发出来的清凉感可以直入鼻腔，让人精神一振，具有消除疲劳、安抚焦躁，让情绪缓和下来的效果。

5 喝一杯茉莉花茶：茉莉有清新怡人的香味，泡成花草茶饮用，可以使精神安定、提神、缓和紧张情绪、安抚焦虑心情并有消除疲劳的效果。

　　如果新妈妈感觉精神紧绷，可以试试按摩。按摩能放松你紧绷的肌肉，使你浑身感觉舒畅；按摩还能通过刺激身体的感官来治疗忧虑、紧张、情绪低落、失眠或过度压力所带来的不安等心理问题。你可以在晚上的时候倚靠在老公怀里，让他试着顺着你的头发往下轻抚，轻轻柔柔地由上往下，

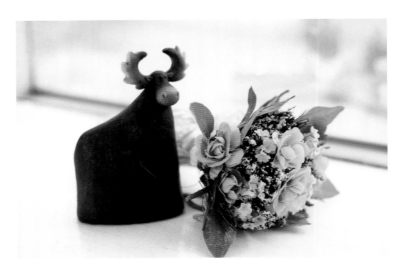

借由手的能量，自然地舒散不舒服的感觉。这种带着关爱的抚慰，会使紧张的肌肉放松，而且也会使由于紧张感而带来的疼痛消失。

　　当你忍无可忍，感觉自己要爆发时，要记住深呼吸。你只要从鼻子吸气，慢慢地流经你的腹部，然后到你的肋骨，再慢慢地从鼻子呼出这些气，

同时在心中默念：呼——气。全部呼出后，稍微憋几秒钟，在心中默数到 5，如此呼吸 10 次，停下来，体验自己的感觉。你也可以在晚上，待宝宝睡着后，以最舒服的方式坐在床上，然后再深呼气，这样不但可能会让你重新充满勇气和动力，还对你的瘦身有帮助。

专家指导

　　在平时，新妈妈就要学会释放自己，千万不要让压力积累。你可以把生活中的压力罗列出来，一、二、三、四……你一旦写出来以后，就会惊人地发现，只要你"各个击破"，这些所谓的压力，便可以逐渐化解。

让老公参与到养育宝宝的过程中来

兰兰常常抱怨自己的老公："宝宝的事情他连手都不沾一下。"到底是他从来不沾手，还是兰兰没有尝试过让她老公参与呢？

现代育儿观念提倡夫妻共同参与照顾宝宝，亲子一同成长，这不但有利于增进夫妻间的感情，对宝宝的身心健康也更为有利。

有关调查显示，大部分新爸爸都有搂抱或照料自己宝宝的愿望，只是有可能在宝宝刚出生的时候，这个愿望被自己的妻子、岳母或母亲所"剥夺"。因此，你不妨放下自己挑剔的态度，邀请老公一起为宝宝洗澡、穿衣服、换尿布等，也许，你需要做的就是给他一点时间，给他一点提示，并利用老公的空闲时间，让他与宝宝待在一起，你不用监督和批评他，也不用向他传授专门知识。你

应该相信他没有你也会把宝宝带好。你越是不相信他，他就越得不到锻炼的机会，你就越是不能从烦琐的照顾宝宝的事务中摆脱出来，最后必然导致的结果是你一个人独揽家务大事。勤能补拙，老公做得多了，自然就会熟练起来的。

等宝宝稍微大一点，他可以参与的事情更多，比如带宝宝一起洗澡、一起打球、一起游戏等，你需要做的是适时地给老公以鼓励和赞扬，使他心甘情愿地努力去做得更好。对于男人而言，来自妻子的肯定和鼓励是极为重要的，没有人能在一夜之间就变成专家。因此，在刚开始的时候，你最好

少看结果，多看对方的付出，对他的积极参与表示赞赏和感谢。

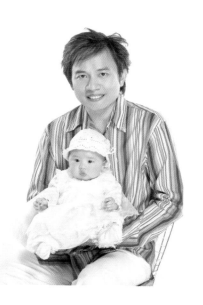

专家指导

有了宝宝之后，各种纷扰繁杂的琐事纷至沓来，家庭生活的内容会经历翻天覆地的变化，生活的重心也需要重新调整。可以说，养育宝宝是一件幸福的事，也是一件艰辛的事，需要付出爱心、耐心和细心。此时，新妈妈千万不要自己一个人承担养育宝宝的一切责任，最好让老公参与进来，他不但会分担你的压力，还能在互相扶持中增进你们的夫妻感情。

为重回职场作好心理准备

新妈妈在产后会变得异常敏感而脆弱，容易失去安全感，当然可能会对产后恢复工作感到压力很大。此时，你可以提早作好职场心理调试，为重回职场作好心理准备，了解自己的抗压能力，能有的放矢地调整自己的情绪。新妈妈可以用下面的题来测试一下自己的抗压能力，调整自己的情绪。

1 最近你的表现很差，并且刚刚遭到了老板暴风骤雨般的斥责，你希望手边有：

A．小皮球

B．钢锉

C．巧克力

D．一盆清水

2 你刚刚非常圆满地完成了一项任务，你的上司因此对你大加褒扬，非常赞赏，此时此刻，你想喝点：

A．冰咖啡

B．苦咖啡

C．烈性酒

D．矿泉水

3 你一直都有写日记的习惯，希望用它记录你的生活，那么通常出现在你日记里的内容是：

A．压力和痛苦

B．自己虚构的梦幻世界

C．每天做了什么事

D．自己需要的忏悔

4 你手头有两个项目，它们都非常重要。你的上司等待着你的工作团队在短时间内很好地完成它们，这时你会如何选择？

A．很信任你的下属，分割项目任务

B．每一件事都要自己来做，同时操作两个项目

C．带领下属，先完成一个再完成另一个

D．向上司请求减少一个项目

5 你现在每天工作压力很大，很忙，自己几乎没有多少空余时间了，那现在你的睡眠：

A．每天保持 8 个小时睡眠，如果不足的话，抓住零星的时间打个盹

B．不管怎么样一定要完成任务，于是你经常加班到半夜

C．当然是睡觉最重要，睡好了再来谈工作

D．精神太紧张了，以致根本睡不着，那干脆少睡点

评分：

　　A：0 分；B：1 分；C：2 分；D：3 分

结果分析：

0~2分：你非常善于自我解压。

你在巨大的压力之下，仍然能够以不同的方式从更多的侧面来缓解紧张的心态和焦躁的心情，从而获得高质量的职场生活，让人很是羡慕，你是天生的职场女性。

温馨建议：你所需要注意的是要经常保持现有的良好心态和习惯，这是你职场以及更广泛的生活中的巨大财富。

3~7分：你面对压力过分紧张了。

你现在可能正经受着职场压力的严峻考验，面对种种困难你没有放弃，而是选择了坚持与拼搏，你的敬业精神令人敬佩，但这可能并不是保持职场战斗力的最好方式。

温馨建议：你应该尽量地放松自己的身心，舒缓心情。

找贴心的朋友或者家人倾诉一番，对于现在的你来说，或许是一个好主意。

8~12分：你可能已经产生了职场叛逆心理。

"叛逆"并不是新生儿的专利，面对巨大的生存压力，任何人都可能会萌生叛逆。你现在就处于这种危险的状态中。

温馨建议：尝试着转移一下自己的压力，有时候来自职业以外的其他刺激反而可能会令你能够正视职场压力，比如说一次较高强度的体育运动，或是看一场恐怖电影，你将体会到积极与挑战的乐趣，会使你在职场中的后劲十足。

13~15分：你可能正体味着职场失败者的滋味。

但是请你不要过分焦虑与忧郁，想要改善你现在的状况

并不是天方夜谭。

温馨建议：可以进行适量的运动，享受美食，轻松睡眠，以此来保证精力，重建你的职场自信。

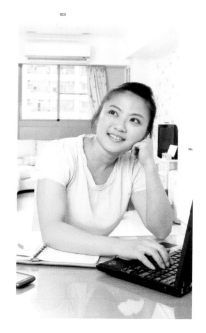

专家指导

新妈妈最好等身体完全恢复后再重返职场。有报道指出，美国有超过半数的新妈妈在生育后6周即恢复工作了。但许多人反映，他们工作后经常会出现疲乏、乳房不适、头痛、性欲降低等症状。专家称，这与新妈妈太早开始工作有关。所以，专家建议新妈妈产后休养2个月，等身体完全恢复，再重返职场。此外，你在刚开始工作时，稍微降低自己的期望值，这样才不至于在工作中产生沮丧以及灰心的感觉，更能给自己自信心。

别让产后抑郁症纠缠你

产后新妈妈体内的孕期激素降低，并开始分泌乳汁，各种激素迅速重新调整。这可能会导致你的情绪忽起忽落，甚至陷入忧郁和焦虑。初为人母，你可能还会非常担心自己能否照顾好小宝宝，这些产后抑郁现象是正常的。你需要做的是获得一些精神上的支持，学会调整情绪，防止产后抑郁症。

产后抑郁不同于产后抑郁症。产后抑郁主要是由产后激素水平的巨大变动引起的，新妈妈从生产两三天后开始，会觉得很难过、想哭，担心宝宝，也担心自己，非常紧张、疲惫，但这种症状在短时间内就会消失，并再一次充分享受当妈妈的乐趣。但如果你有以下症状，并且持续时间超过2周，就应该去看医生了。

- 大多数时间都痛苦不堪，特别是早晨和晚上更糟。
- 觉得生活没有什么价值，而且你也没有什么可期待和指望的。
- 有罪恶感，总是想要责备自己。
- 对自己的另一半或其他宝宝容易发怒。
- 产后几周甚至几个月都是眼泪汪汪的。
- 总是很累，但却无法入睡；或者睡觉不安稳，包括早醒型失眠。

- 失去了幽默感，不能让自己快乐。
- 失去性欲，对什么事情都失去兴趣。
- 担心自己的健康，还可能害怕自己得了什么可怕的疾病。
- 对宝宝过分焦虑，所以总是去看医生，想知道宝宝是否一切正常。
- 觉得宝宝像个陌生人，并非真的是你的宝宝。

如果只是出现轻微的产后抑郁症状，新妈妈可以利用一些简单的心理学知识和心理治疗技术进行自我调节，避免出现产后抑郁症：

1. 不要给自己提过高的要求，降低对自己的期望值。新妈妈是完美无缺的。

2. 接受别人的帮助，或主动寻求他人帮助。

3. 在宝宝睡觉的时候，不要去洗洗涮涮，而要抓紧时间休息。

4. 学会在宝宝睡觉的时候让自己放松——读书、洗澡、看影碟，或找点其他你感兴趣的事情做。

5. 适当进行一些放松活动，如深呼吸、散步、打坐、冥想、听舒缓优美的音乐等。

6. 和新爸爸一起出去吃晚餐或看电影，使身心尽量得到放松。和好朋友一起吃饭、聊天。

7. 把自己的感觉和感受向新爸爸、其他家人，或者朋友倾诉。

8. 与其他新妈妈聊天，谈各自的感受。

9. 坚持健康地、有规律地饮食，少吃甜食。

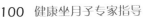

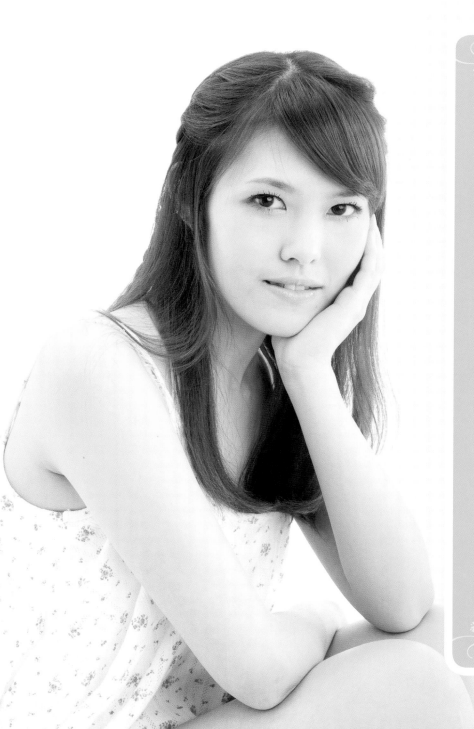

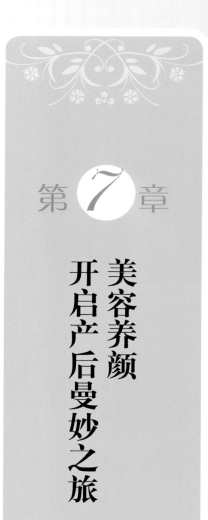

第 **7** 章

美容养颜
开启产后曼妙之旅

肤质自测，产后选对护肤用品

肤质	皮肤特征	护肤要点	建议使用护肤品
中性肤质	不油腻、不干燥，组织紧密，纹路排列整齐，毛孔细小，光滑细嫩，柔软且富有弹性	中性肤质没有什么特别的护肤要点，只要注意保持好的饮食习惯和清洁习惯，以免肤质改变即可	中性偏干者可以用乳霜，中性偏油者用乳液
干性肤质	皮肤没有光泽，毛孔细小，干燥粗糙，缺乏弹性。皮肤较薄，易长皱纹和色斑，也易出现脱皮、干裂、发痒或皲裂等	特别注意保湿、滋润保养。预防因紫外线伤害而造成皱纹、斑点。少做夸张的表情，避免皱纹过早出现	适用膏状护肤品，这类产品一般质地很厚，油性原料会在皮肤表面形成油膜，保水性好，可以很好地保护干性皮肤
油性肤质	皮脂分泌多，面部及 T 形区可见油光；皮肤纹理粗糙，易受污染；抗菌力弱，易生痤疮，附着力差，化妆后易掉妆；较能经受外界刺激，不宜老化，面部出现皱纹较晚	注意彻底清洁肌肤，加强去角质、敷面及收缩毛孔的特别护理。少吃高热量、油性、辛辣食物，多吃水果、蔬菜	适用很薄、很清爽的啫喱状护肤品
混合型肤质	前额、鼻翼、下巴处为油性，毛孔粗大，油脂分泌较多，甚至可发生痤疮，而其他部位如面颊部，呈现出干性或中性皮肤的特征	使用护肤品时，先滋润较干的部位，再擦拭其他部位。注意适时补水，补营养成分，调节皮肤的水分、营养平衡	在两颊干燥处可以使用膏状护肤品，T 形出油区宜使用啫喱状护肤品
过敏肤质	皮肤表皮层较薄，易出现红血丝；肤色较白嫩，但显得干燥，经风吹日晒，以及外界刺激，常会有刺痒的感觉，并且容易出现一片一片的红斑	重点是镇静肌肤、加强保湿，避免使用刺激性护肤品	选择清爽无刺激的护肤品，让肌肤无负担，增强肌肤防御力

怎样使用护肤品效果最好

很多新妈妈为了尽快恢复到原来的美丽容貌，买了一大堆护肤品，以为用得越多越好。其实护肤品的使用也是很有讲究的，用得好可以让肌肤更年轻；用得不好，反而会伤害肌肤。

✻ 洁面用品和精化素用量宜少不宜多

1. 洁面用品

洁面用品配方中的表面活性剂是破坏皮肤的成分，根据成分、形态的不同，性质和用量也各异。清洁面部时能保证产品覆盖全脸并且不会滴落，在脸上打圈 2~3 分钟也一样顺畅并且没有干涩感，感觉器官告诉你，这样的用量就是最适合你自己的。

不发泡的洁面乳：一般需要 3 毫升，能正好在全脸涂开。

比较温和的洁面摩丝：一般按压到底 2 次就是合适的量。一些知名的品牌都会在使用说明上明确标出科学、精确的使用量，使用时根据自己的感受适当调整即可。

含皂基的乳霜状洗面奶：清洁力较强，过多会破坏皮肤的水脂膜，造成皮肤紧绷甚至干燥起皮。通常霜状的洗面奶挤出 2~3 厘米即可，在手心打出丰富泡沫再清洁面部。

2. 精华液

多数精华液都建议在基础保湿产品后使用，按主要有效成分的吸收性排先后顺序。吸收性与渗透性好的要先用，大分子的后用。乳液质地的精华一般用滴管滴 4~6 下即可；原液用原配的管子取 3 滴就好。

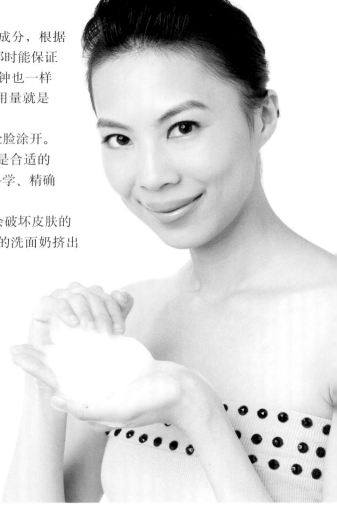

* 宜多不宜少：卸妆油、眼霜、化妆水、乳液、防晒产品、可洗式面膜

1. 卸妆油

逛商场的时候，我们常常可以看到，专业彩妆品牌出品的卸妆油偏爱大包装，这其实在间接提醒你它的用度不凡。一般来说，卸去一个坐办公室的新妈妈比较完整的日常妆需要 3~5 毫升的量，即把泵头按压到底 3 次的量。

卸妆油用量是否合适，可以在用水冲洗时衡量。用接近皮肤温度的温水拍洗 5~6 下后，如果依然油腻，就说明过量，下次可以酌情减量。

2. 眼霜

人的眼睛大小、眼睑面积都各不相同，而眼霜需要覆盖的区域是整个上眼睑加下眼袋（直到颧骨上沿），所以，每只眼睛的用量不会少于一颗生黄豆的大小。眼部皮肤最薄也最干，眼霜应该尽早用。保湿功效眼霜用量可以比较大，每只眼睛每次 0.4 毫升左右，干性皮肤的可以加量。白天和夜晚可以用不同功效的组合。眼霜最多不超过两层。

白天：防护型＋带防晒系数、抵抗紫外线的眼霜。

夜晚：紧实效果＋修护型眼霜。

3. 化妆水、乳液

这二者都是可以慷慨使用的产品，尤其适合亚洲人肤质的日系护肤品，非常注重化妆水和乳液在基础护肤中的作用。化妆水和乳液的用量应该至少 3 毫升。

水油平衡的肌肤才能保证后续保养品的有效吸收。

不含酒精的高机能化妆水：建议用拍打的方式加强毛孔的吸收，化妆水用量一定不能少（每次至少 3 毫升），它被吸收后脸部会感觉非常滋润，而且不会有多余水分。

带有去角质功能或有酒精成分的化妆水：用化妆棉轻擦，并避开眼周。

4. 防晒产品

防晒要无时无刻、无孔不入，不允许偷工减料。单从脸部来说，请先注意容易被晒黑又经常被忽视的这三个部位：额头、鼻梁、下嘴唇。两侧的耳朵和颈项的后部也是容易被晒黑的部位。通常，15 毫升（即一颗大樱桃的体积）防晒产品用来涂全脸比较合适。

防晒产品的质地和用量都会影响防晒效果，霜、乳质地的防晒产品是最佳选择。

涂抹防晒产品的参考方法：把所需的 15 毫升在出门前半小时里分成两次涂抹，中间间隔 15 分钟左右。这样做的好处是不会让皮肤觉得防晒霜过于厚重，同时，用量也可以适当增加一点，如每次抹 1 毫升，一共就用 2 毫升。

5.可洗式面膜

深层清洁类和为皮肤输送营养类的面膜比较科学的用量是在脸部覆盖的厚度至少为3毫米，这样能让皮肤暂时和外界隔绝，加速血液循环，有利于清洁毛孔和皮肤吸收养分。保湿类面膜也需要3~5毫升的用量，让保湿成分在不受外界干扰的前提下到达皮肤细胞。

特别提醒：不要指望大包装的霜状面膜能没完没了用很久，想想它可能给你带来的效果，赶快"挥霍"吧，瓶子见底的时候你就向达人的行列又迈进了一步。

产后长痘痘要如何调理

王女士生下宝宝后不久就发现自己的脸上长满了痘痘，特别是嘴巴周围，因为是母乳喂养，所以一直也不敢用药。观察了一阵后，王女士发现脸上的痘痘越来越多，都是白色的，有点硬，还有的有脓肿，不知道是皮肤的原因还是身体的原因。

有很多女性和王女士一样，在生育前皮肤很光滑，基本不长痘，可生完宝宝后，痘痘会选择在嘴旁"安家落户"，而且有肿痛的感觉，让人苦恼不已。是什么原因让女人在产后还长痘痘呢？有什么方法可以去除脸上的痘痘吗？

西医一般认为内分泌失调、激素水平变化是引起痘痘生发的主要原因，使得油脂分泌过多，毛囊皮脂腺导管被堵塞，排泄不畅，再加上细菌感染，痘痘就产生了。所以，产前不长痘的人产后也可能长痘，而产前长痘的人产后也可能变好。

一般来说，在医生的指导下通过确定内分泌失调原因，调整内分泌，然后进行必要的调理是可以防治长痘的。

除了内分泌变化这个原因外，还有可能是情绪压力以及睡眠受到影响造成的。另外，也不能排除坐月子时恶补过头的因素。

特别要提醒身体本就比较

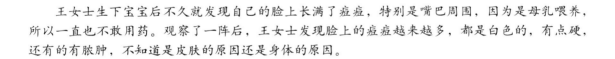

燥热的新妈妈，不要大补，以免令体内火气过大，引发痘痘，甚至通过奶水影响到宝宝。

产后防治痘痘最好不要用药物，因为很多新妈妈还在给宝宝哺乳，就算没有哺乳，外用药膏等还是会通过亲密接触的方式伤害到宝宝，因此，给产后新妈妈推荐一些安全实用的祛痘方法。

1 多吃蔬菜和水果及含纤维素丰富的食物，如韭菜、芹菜等绿叶蔬菜，以保持消化功能正常，防止便秘。不食易诱发痤疮的食物，如花生米、咖啡及辛辣刺激性的食物。

2 要注意多喝水，脸上易出油通常是体内缺水的表现，所以不仅脸部需要补水，身体也要多补水。

3 勤洗脸，用温水，并选择性质温和的洁面乳，不使用偏碱性的洁面乳，建议新妈妈用含有"绿茶成分"的洁肤果胶。

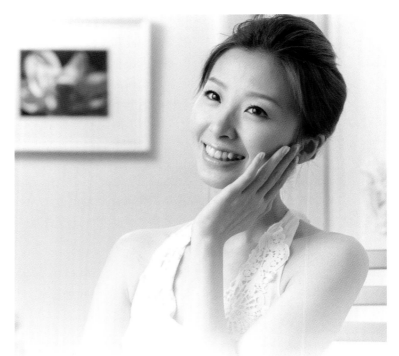

4 洗脸后及时擦上补水又不含油分的面霜。忌用含油脂多的化妆品和粉底霜。如条件允许，可在专业医师的指导下采用具有中药调理功能的护肤品。

推荐：洗完脸后使用镇静醒肤水，然后将含有白杨、柳树精华与叶绿素精华的粉末连同薰衣草精华与左旋维生素 C 放在保湿凝胶中，充分混合后涂在脸上，这样会有意想不到的效果。以上产品都可在专业的美容店买到。

5 保持愉快而乐观的心理和足够的睡眠时间。

专家指导

别抠、挤、挑痘痘。如果用手或工具去挤压痘痘，非但于事无补，反而会因手上的细菌而造成二次感染，或因挤压的力道，造成皮下淤血，留下必须 4~6 个星期才会消失的瘢痕。

产后补血，让肌肤更莹润

怀孕期间大约有一半的准妈妈都患有缺铁性贫血，加上分娩和产后排恶露的过程中，还要失去一部分血，大部分新妈妈都有补血的必要。

新妈妈若不善于养血，体内的血不断流失，而身体新产生的血又不够充足，那么就会引起一系列身体问题，体内血气不足会让人面色暗黄或苍白无光泽，还可伴有嘴唇、指甲色淡，头晕目眩，心悸失眠，疲倦乏力，或手足发麻、月经量少等。其实，女性在生活中，蹲下起来之后的头晕眼花就是血虚最普遍的表现。

因此，产后新妈妈要想面容红润有光泽，补血养血是关键的一步。

你在产后补血可以参照以下几点：

1 多食补血食物，如猪肝、红枣、黑木耳、桂圆、黑豆、胡萝卜、面筋、金针菜、发菜等。炒猪肝、猪肝红枣羹、姜枣红糖水、山楂桂枝红糖汤、姜汁薏米粥、黑木耳红枣汤等饮食的补血功效都很不错。

2 维生素C可以促进人体对铁质的吸收和利用。多食维生素C含量丰富的食物，对帮助新妈妈补血有很大的好处。

3 出现贫血的时候，新妈妈往往食欲不佳或消化不良。因此，在烹调的时候要特别注意食物的色、香、味。色、香、味俱全的佳肴不仅能促进食欲，还可以刺激胃酸分泌，提高身体对营养的吸收率。

4 如果生产时出血比较多，可以服用一些补血的保健品，如阿胶补血口服液、复方红衣补血口服液等，但坐月子期间服用最好事先咨询医生。

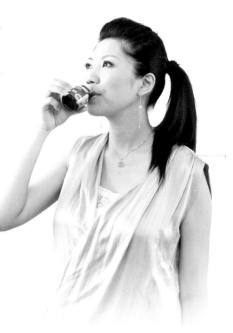

专家指导

中医认为，脾主统血，所以女性养血就要健脾补气，这样才能调节血液在身体里的运行，使血气充足。可以多吃马铃薯、香菇、山药、红枣、鸡肉、牛肉等健脾食物，产后还要多休息，并经常参加体育活动，保持良好的心态。这样自然会有莹润好颜色。

产后养肝，娇容桃暖

肝脏不健康会引起内分泌失调，准妈妈在怀孕时期会长蝴蝶斑，就是因为内分泌改变了的缘故。

肝主藏血，主疏泄，能调节血流量和舒畅全身气机，使全身血液清洁、气血平和。我们都知道面部血液运行充足，面色红润光泽，女人才显得娇容桃暖，美丽迷人，因此，产后新妈妈爱美就要养肝。

很多女人都觉得做了妈妈就会成为黄脸婆，青春不再，但是看看小S，看看张柏芝，看看陈慧琳，每一个都是当了妈妈以后更漂亮。其实只要善于保养，每个普通人都可以像明星那么光芒四射。

1 产后新妈妈可适当吃些清热养肝的食物，如荞麦、薏米、荠菜、菠菜、芹菜、莴笋、茄子、荸荠、黄瓜、蘑菇等食物。

2 肝血不足常感头晕、目涩、乏力者，可多吃桂圆粥、枸杞子鸡肉汤、猪肝等。

3 产后新妈妈平时可以多吃些莲子、枸杞子、银耳、菊花、玫瑰花、动物肝脏等来养肝。不过，要注意菊花性微寒，不宜多喝、久喝；气虚胃寒者也不宜食用菊花。

4 由于一切在胃肠道内消化吸收的食物，都要经过门静脉运送至肝脏加工。因此保障大便通畅也是爱护肝脏的具体行动，所以多吃银耳、芹菜等含食物纤维丰富的食物有利于把毒性物质及时从体内排出，减轻肝脏负担。

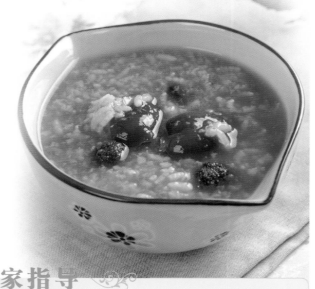

专家指导

学会宽容、少生气、少愤怒也是养肝的妙招。当然了，月子期间并不是不能流眼泪，偶尔流点眼泪，也是排解压抑、疏解肝郁的一个好办法。

产后脱发不要担忧

怀孕后，雌激素分泌增多，导致毛发更新缓慢，很多应在孕期正常脱落的头发没有脱落，一直保存到产后。产后激素水平下降到正常，衰老的头发就纷纷脱落，造成大量脱发的现象。不过一般6个月到1年左右脱发现象就会自行停止。在这期间新妈妈可以通过以下一些细节来保养自己的秀发，减少脱发的数量，尽快恢复健康的状态。

1 适度清洗头发。洗头不能洗得太勤，也不能完全不洗。有些新妈妈在坐月子期间，不敢洗头、梳头，这样会使头皮的皮脂分泌物和灰尘混合堆积，影响头部的血液供给，还容易引起毛囊炎或头皮感染，从而使脱发概率增加。但也不要频繁洗头，否则也会引起脱发的。建议夏季每周可以洗3~7次，冬季每周洗1~3次即可。

另外，洗头时水温最好与体温37℃接近，不要超过40℃。不要用脱脂性强或碱性洗发剂，因为这类洗发剂的脱脂性和脱水性均很强，易使头发干燥、头皮坏死。你可以选用对头皮和头发无刺激性的弱酸性天然洗发剂，或者根据自己的发质选用合适的洗护产品。

2 按摩头皮。用指腹轻轻地按摩头皮，可以促进头发的生长以及脑部的血液循环。每天用清洁的梳子梳头100下也是不错的一种按摩方式。梳头最好不要用塑料梳子，最理想的是选用黄杨木梳和牛角梳，既能去除头屑，又能按摩头皮，促进血液循环。

3 补充营养。饮食营养也要非常注意。头发茁壮成长所需要的主要营养成分多来源于绿色蔬菜、薯类、豆类和海藻类等。绿色蔬菜中含有丰富的纤维质，能增加头发的数量。豆类中富含蛋白质，能起到增加头发光泽和弹力的作用。海菜、海带、裙带菜等海藻类食物中含有丰富的钙、钾、碘等营养元素，对促进脑神经细胞的新陈代谢有帮助，还可以预防白发。另外，山药、甘薯、香蕉、杜果也是有利于头发茁壮成长的食品，你在月子期间可以适当吃些。

4 保证充足的睡眠。人体代谢期主要在晚上，特别是在晚上10点到凌晨2点这段时间，如果这段时间休息不好，头发的新陈代谢受到影响就会脱发。所以，建议新妈妈尽量做到每天睡眠不少于8个小时，养成定时睡觉的习惯。

专家指导

生活中有个好心情也是保养头发的诀窍。产后脱发是一个暂时的过程，自己要有信心，相信脱发期马上就会过去，而且会很快长出比以前更美的秀发。

产后辣妈怎样去除妊娠斑

小丽的皮肤本来就容易长斑斑点点，怀孕生下宝宝言言后，妊娠斑更是愈演愈烈，她常常跟朋友抱怨，说自己整个夏天都不敢穿裙子了。身上的妊娠斑可以穿衣服挡着，脸上那一片一片的妊娠斑总是让小丽烦恼不已，因为哺乳，也不敢使用化妆品，小丽常常对着镜子苦笑自己因为宝宝，都成黄脸婆了。

怀孕的时候，由于激素分泌变化的影响，准妈妈皮肤中的黑色素会较为活跃，容易有沉淀的现象，脸上就会出现茶褐色斑，分布于鼻梁、双颊，也可见于前额部，呈蝴蝶形，被称为孕期妊娠斑。约有70的妈妈在孕期或产后脸上会出现大大小小的黄褐色"蝴蝶"，原本脸上就有斑点、疤或是痣的妈妈，其颜色可能会变得更深。这些都属于妊娠期生理性变化，不必担心，也不需要治疗。

通常情况下，妊娠斑会在生产后3~6个月内自行减轻，甚至消失，只有部分特殊体质，以及内脏有特殊疾病的新妈妈可能不见消失，需要到医院作诊治。

如果新妈妈孕期没有好好预防妊娠斑的形成，产后就要注意用一些淡化妊娠斑的有效方法来防止妊娠斑永久不退。

＊需注意的生活小细节

1 需要注意的是，阳光的照射会加深妊娠斑，因此，妈妈孕期和产后不宜浓妆艳抹，应避免日光的直射，外出要戴遮阳帽，抹防晒霜。

2 洗脸时采用冷热水冲洗。新妈妈在出月子后，可以用冷水和热水交替冲洗脸上长斑的部位，促进相应部位的血液循环，加速黑色素分解。

3 避孕药也会导致色素变化，长出色斑，因此需留意，如果是避孕药导致褐斑颜色变深，减少剂量也不能解决问题，那就有必要换一种避孕方式了。注意新妈妈在哺乳期间，也应避免使用避孕药。

＊消除妊娠斑的食物

1. 猕猴桃

猕猴桃被称为"维 C 之王"，它的维生素 C 含量比柑橘、苹果等水果高几倍甚至几十倍。维生素 C 能有效抑制皮肤内多巴醌的氧化作用，使皮肤中深色氧化型色素转化为还原型浅色素，干扰黑色素的形成，预防色素沉淀，保持皮肤白皙。但猕猴桃属于寒性水果，新妈妈应注意适量食用。

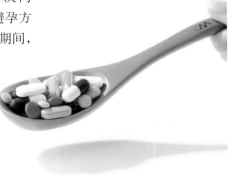

2. 番茄

番茄含丰富的番茄红素和维生素 C，这些营养成分是抑制黑色素形成的最好武器。新妈妈常吃番茄可以有效减少黑色素形成，并能保养皮肤、消除雀斑。

3. 柠檬

柠檬也是抗斑美容水果。柠檬中所含的枸橼酸能有效防止皮肤色素沉着。使用柠檬制成的沐浴剂洗澡能使皮肤滋润光滑。

4. 各类新鲜蔬菜

大部分蔬菜中都含有丰富的维生素 C，具有消退色素的作用，如番茄、马铃薯、卷心菜、花菜、冬瓜、丝瓜等，这些食物还具有美白的功效。

5. 豆制品

豆制品和动物肝脏等这些食品对消除黄褐斑有一定的辅助作用。因豆制品中含丰富的维生素 E，维生素 E 能够破坏自由基的化学活性，不仅能抑制皮肤衰老，更能防止色素沉着于皮肤。

6. 带谷皮类食物

带谷皮类食物中也含丰富的维生素 E，能有效抑制过氧化脂质产生，从而起到干扰黑色素沉淀的作用。

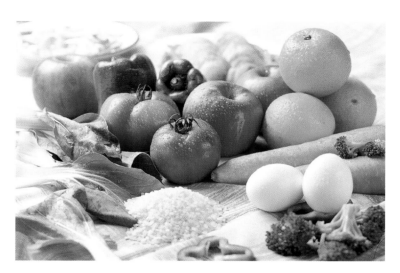

专家指导

新妈妈应避免在月子期间使用祛斑美白的化妆品，以免影响宝宝的健康。此外，有很多所谓"见效快"的祛斑方法，如剥脱法祛斑或短期漂白肌肤祛斑，看起来好像是立竿见影，其实皮肤表层正遭到严重损害，自身免疫力大大减弱，经太阳一晒，很容易转化为晒斑、真皮斑等更顽固的色斑，更为后期治疗增加难度。对于孕后退不掉的斑点，除了注意生活细节和饮食外，还需要请教医学专家，慢慢调理，切勿试着去漂白，那会破坏皮肤的分子结构，形成永久性伤害。

杜绝毛孔粗大，还你细腻肌肤

产后受内分泌的影响，很多新妈妈的毛孔变得粗大，毛孔粗大时，清洁显得尤为重要，在这里提醒各位毛孔变得粗大的新妈妈，清洁毛孔的时候也要注意分区进行。

额头：从下往上打圈，然后再上下交错。

鼻翼：从鼻翼两侧最底部往鼻尖方向揉搓打圈。

两颊：大面积从下往上打圈，因为从下往上才能逆着毛孔开口方向达到清洁毛孔的目的。

有很多小方法对消除粗大毛孔也是很有效果的。

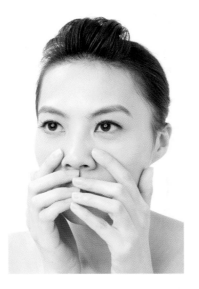

1 冰冻汤匙收缩毛孔。前一晚就将铁汤匙放在冰箱的冰格中，睡醒后便将冰冻匙放在眼部，不仅能够醒神，眼部的肿胀也全消了，从此不必被"金鱼眼"所困扰；再将冰冻匙放在毛孔粗大的部位，用低温度的冰冻匙来帮助毛孔收缩。

用"冰"的方式可对付毛孔是应用了热胀冷缩的原理，不但能让毛孔立刻变小，还令肌肤表面的温度迅速降下来，还能使出油的现象得到有效的抑制。常用此法来收缩毛孔，肌肤会日渐变得细腻有弹性。但这种方法并不适合坐月子期间的新妈妈，你可以在产后6周后使用。

2 使用冷藏后的化妆水面膜，先用热毛巾敷脸，这样可以有效去掉皮脂，防止皮肤排泄物堆积导致毛孔越来越大。再用在冰箱里冷藏的化妆棉蘸上化妆水，涂满全脸，轻轻拍打，达到收缩毛孔的目的。

水果敷脸也有很不错的收缩毛孔的效果，像西瓜皮、柠檬皮等都可以用来敷脸，它们有很好的软化、收敛毛孔、抑制油脂分泌及美白等多重功效。有的人很喜欢用西瓜皮直接在脸上擦，这样也是可以的。

专家指导

当油脂分泌过多的时候，你可能马上会拿出深层清洁面膜，但是当心，很多深层面膜首先将毛孔撑大，才能深入毛孔将油分与脏污带出来。因此，一定要记住事后"收敛"。

产后肌肤补水，让你更年轻

皮肤干燥严重地影响着新妈妈的外在形象，产后很多新妈妈身体虚弱，加上体内激素的关系，皮肤失去了以前的柔软感，而略呈粗糙，有些区域会出现脱皮现象。所以肌肤补水是一项很重要的工作。

产后肌肤干燥的新妈妈要注意：

1 少吃刺激、热性的食物，多补充含有维生素 A 和维生素 C 的蔬菜及水果。

2 洗澡时水不宜过热，冬天时水温 37℃ ~40℃ 为好，水过热容易洗去皮肤表层的油脂，加重皮肤干燥的感觉。

3 洗完澡后可以在全身涂抹润肤霜，减轻干燥感。

4 贴身衣物尽量选择纯棉织物，避免化纤等面料内衣。

5 如果身体皮肤特别干燥而产生皮屑，建议到医院看下皮肤科，在排除过敏等原因后，请医生开些辅助药物，但不能长久使用。

6 脸部皮肤干燥，可选用注重补水效果的护肤品，在洁肤后，涂上纯天然的特级玫瑰露，具有美白、补水、收敛、抗老化等功效，适用于所有肌肤，特别有益于成熟、干燥或敏感性肌肤，尤其是缺水性皮肤效果明显。

7 每周使用1~2次补水面膜，长期保持能让皮肤水灵灵。

8 常在空调环境下，就要注意常备一瓶补水喷雾，时刻给皮肤保湿。

9 注意洗脸不能用过热的水，由于皮肤本身就干燥，磨砂类洗面奶不适宜使用。

10 多喝水，每天至少要喝 8 大杯水。除了喝水外，水果可别忘了多吃，而且要保持充足的睡眠。

11 喷雾式化妆水是经乳化过的化妆水，更具有保湿功效，每隔两三个小时喷一次。喷水后不要马上用面纸吸干，而是用手轻压，帮助肌肤迅速吸收，再敷上面纸，只要几秒就能让肌肤得到缓解。注意：喷雾要在接触肌肤的 30 秒之内被均匀拍在面颊上，不然会带走多余水分。

面部皮肤保养不是一蹴而就的，需要一个坚持的过程，如果你坚持保养，不久就会恢复健康、红润、水嫩的肌肤。

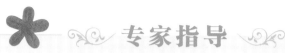 专家指导

一些产后专用的护肤品可有效减少新妈妈的肌肤问题。特别是产后皮肤较干燥、容易过敏的新妈妈，要特别注意在使用护肤品前先在耳后测试一下过敏反应，不要使用刺激性强的护肤品。

天然自制面膜，帮你留住美

比起昂贵的品牌护肤产品，产后新妈妈可以选择一些性质温和的自制面膜、手膜、唇膜等来护理肌肤，效果可能更突出。

很多水果和蔬菜都是你可以放心使用的保湿美白的护肤品，你可以将这些材料搭配好后用榨汁机搅拌成泥状即可使用。

＊自制消除妊娠斑面膜

1. 黄瓜祛斑面膜

制作方法：取 1/2 根黄瓜，削去皮，放到榨汁机里加适量水打成糊，加入 1 勺奶粉（15 克左右）和适量面粉，调匀即可。可以淡化孕期产生的黄褐斑以及雀斑等色斑。

2. 木瓜南瓜面膜

制作方法：1/2 个新鲜番木瓜去子，挖出瓤，在碗中捣烂。在另一碗中将蛋清搅打至多泡，与木瓜混合并加入南瓜（或南瓜罐头）和 1 匙蜂蜜，充分搅拌后即可敷于面部。待10 分钟后洗掉，出门前涂些防晒霜。

3. 西瓜皮敷脸

还有一个最简单的方法就是把吃剩的西瓜皮切成薄片，贴于面部有斑处，最后再用瓜皮轻轻按摩即可。

＊自制补水保湿面膜

1. 香蕉蜂蜜保湿滋润面膜

材料：香蕉 1/2 根（选择快要烂掉的香蕉会更好）、蜂蜜 1 小匙

做法：将蜂蜜调和香蕉，用汤匙捣成泥状。

用法：清洁肌肤之后，将面膜敷于脸上 10~15 分钟，再用温水冲净即可，可以天天使用。

适用肌肤：干燥缺水肌肤。

2. 苹果泥蛋黄亮颜面膜

材料：苹果 1/4 个，蛋黄 1 个，面粉 2 小匙

做法：将苹果捣成泥状，或是用榨汁机将苹果打成汁，将渣取出（也可使用婴儿吃剩的苹果泥）加上蛋黄及面粉搅拌均匀即可。

用法：清洁肌肤之后，将面膜敷于脸上 10~15 分钟后，用温水冲净即可，可天天使用。

适用肌肤：各种肌肤，特别是干性缺水性肌肤。

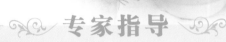
专家指导

面膜不能每天都做，一个星期做 2~3 次即可。

学点化妆术，尽显辣妈风韵

很多女性怀孕生子后就立刻简化肌肤护理，害怕化妆品中的成分影响宝宝。这样做有点矫枉过正，当然，一定要避免刺激性护肤品对宝宝的影响，但一些温和的化妆术，产后是可以尝试的，它可以帮助你有一个好气色和好心情。

＊粉底可以帮你保持一脸粉嫩嫩

喜欢化妆的人都很重视粉底，需要特别提醒的是化妆前先要清洁脸部，接下来涂爽肤水，然后涂乳液，这是一个最基础的护理。为了保证上妆的质量，接着便需要涂抹隔离霜了，隔离霜又称妆前底乳。因为早先的彩妆产品都含有会伤皮肤的成分，所以"发明"了在护肤品与彩妆品之间加一道隔离霜以隔离彩妆和脏空气，也能使妆容更加细腻、服帖。

可以买两种颜色的粉底，先在额头与鼻子、嘴边周围等T字形部位，打上比肤色白一些的粉底，脸上其他部位则打上接近肤色的粉底，这样可以让整个脸看起来更自然，也很有立体感。感觉稍微有些不足，是最合适的量。一边拍打一边涂抹，并向外推抹，一直推抹到不能再远的程度。

上完粉底后，最好再上一层薄薄的散粉，可以让妆容看起来更干净，妆效也更持久。因为上完粉底之后的皮肤，是属于黏黏的状态，所以一出门，很容易沾上一些脏灰尘。上了散粉之后，皮肤就有一个爽滑的状态，也不容易使妆容擦到别的地方了。

＊腮红带给你好气色

如果只允许你带一样化妆品，你会带什么？答案无疑是：腮红或唇彩。腮红不仅可以增添好气色，增加脸部肌肤的红润感，它还可以修饰脸形，妆点出不一样的气质。

先用化妆刷蘸足够的腮红（像练习书法时用毛笔蘸墨汁的感觉），然后在纸巾上轻轻掸一下，让多余的腮红粉末掉落下来。对着镜子咧嘴微笑，脸颊上颧骨突出的部位就是涂腮红的区域，把腮红涂在这个

部位会增加脸部的立体感。

如果能够看出腮红的颜色就说明涂得过厚了，仅仅能感觉出颜色最恰到好处。如果一不小心涂厚了，也不必担心，可以在上面涂些粉压一压颜色，使颜色变得淡一些。

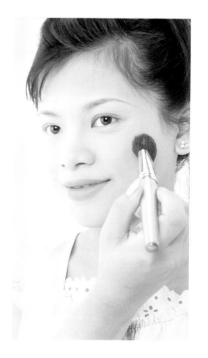

＊永远都不能少的唇膏、唇彩

　　唇膏是一个很神奇的东西，它能瞬间提升你的气色，让你在人群中亮眼起来。新妈妈哺乳期内最好不要涂沫口红，可以使用较天然的唇膏或唇彩。

　　唇膏的颜色可以使你的皮肤看上去更细腻白皙，笑起来牙齿更光洁明亮，眼睛更炯炯有神，使得原有的斑点及皱纹都不明显，连头发看起来都显得更黑亮。肤色白皙的人适合粉色系唇膏，而肤色偏暗偏黄的人适合橘色系唇膏。

　　无论是挑选唇膏还是唇彩，最重要的就是成分安全和滋润度高，其次才是色彩、光泽等方面的要求。

　　在日常使用中可以把唇膏和唇彩搭配起来使用，先使用色彩饱和的唇膏给唇部作颜色打底，再在唇中央涂上光泽度强的唇彩，就可以塑造立体的唇形。

专家指导

　　卸妆是非常重要的，如果化完妆不卸妆或卸妆不干净，残留下的含化学成分的化妆品就会伤害肌肤，使肌肤失去光泽，容易衰老，容易变得粗糙等。不管你化的是淡妆还是浓妆，回到家的第一件事便是卸妆。橄榄油也是爱美的新妈妈可以常用的卸妆产品，虽然不好清洁，但它是天然无刺激的，不会伤害皮肤，卸完之后用一些不含皂素（指不含泡沫）的洗面奶来清洁就可以了。

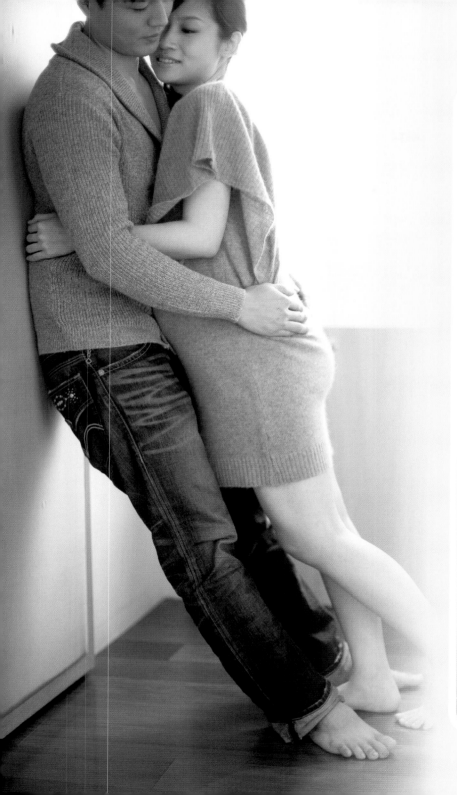

第 8 章

产后性生活
为亲密接触作准备

产后避孕方法早了解

* 恢复性生活就要开始避孕

处于产褥期的新妈妈，即使没有月经，也能怀孕。因为能否怀孕，对女方来说取决于有无排卵。排卵的恢复不一定是与月经的恢复同步的，特别是在月经刚恢复的几个周期，常常是无排卵的月经周期，但也有不少人在月经恢复之前就已开始排卵，尤其是不哺乳的新妈妈，排卵往往恢复较早。所以只要产后恢复了性生活，你就要考虑避孕的问题。

一般新妈妈在产后由于体力尚未恢复，会感到疲倦，且有恶露及会阴伤口疼痛的情形，所以在产后一个月内多半没有性行为，当然就不会有怀孕的问题。到产后6周，新妈妈身体已经恢复得较好，基本可以进行性生活了，为避免再次妊娠，夫妻双方要严格采取避孕措施，最好从产后第一次性生活就开始避孕。

如果新妈妈不注意避孕，就很有可能在产后不久再度怀孕，如此对夫妻的身心而言，皆有着巨大的负担，无论是在体力上、心理上还是经济上，皆会因再度怀孕而面临莫大的压力。

大约有50%的女性在产后60天内就恢复了排卵功能。最早的在产后14天就已经恢复排卵。母乳喂养的新妈妈排卵恢复时间平均为59天，混合喂养的新妈妈排卵恢复时间平均为50天，人工喂养的新妈妈排卵恢复时间平均为36天。

* 别把哺乳期错当安全期

许多新妈妈认为只要不断母乳喂养，就不可能怀孕，并认为即使不喂母乳，产后短时间内也不易受孕。我们知道，能不能怀孕主要是由女性是否排卵决定的，而哺乳的新妈妈平均排卵恢复时间只比不哺乳的新妈妈推迟23天。所以哺乳期性生活时切忌有碰运气的侥幸心理，一定要及时采取避孕措施。

虽然产后哺乳可以刺激脑下垂体分泌泌乳激素，从而抑制了卵巢的功能，但每个女性哺乳的频率、时间都不尽相同，因此抑制卵巢的程度也有所不同。再加上随着生活水平的不断提高，产后新妈妈在孕期营养好、保健好，产后身体恢复快，产后恢复排卵时间也逐渐缩短。因此，有越来越多的新妈妈在产后2~3个月的时间内即再次受孕。

＊了解产后避孕方法

避孕的方法有很多，用什么避孕方式最好，首先要看自己的感受，然后与妇产科医生沟通评估，选择最适合自己的方式。如果避孕失败应在医生指导下采取紧急避孕，紧急避孕药物应在性生活后72小时内服用，超过72小时失败率较高。

1. 避孕套——新妈妈首选

产后由于新妈妈生殖器的损伤还没有完全恢复，为了防止新妈妈的产褥期感染，最好采用男用或女用避孕套来避孕。用避孕套在产后性生活中被列为首选，但长期使用也可加重新妈妈阴道的炎症。

2. 宫内节育器——子宫复旧后使用

子宫内节育器是放置在女性子宫腔内的避孕装置，有持久的节育效果，如果想要怀孕也只要拿出来就好，因此受到不少产后新妈妈的青睐。但宫内避孕器毕竟是个不属于人体的异物，临床医生介绍，装完节育器，真正能够适应而没有明显抱怨的女性，可能只有六七成。

对于刚生产完的新妈妈，由于产后的子宫正处于恢复阶段，子宫较大，宫腔较深，过早放置节育器非常容易脱落，而且易造成感染，留下后遗症。所以，一般放置节育器的时间应在自然分娩后3个月、剖宫产的产后6个月以后为好。在此前的避孕可考虑用避孕套。

此外，放置宫内节育器往往会有一些不舒适，而且避孕的效果并不是100%。所以，装了节育器之后，除了要小心感染的危险之外，还要小心意外怀孕的问题。

3. 避孕药——哺乳期禁用

避孕药不是所有的新妈妈都适宜服用，需要引起注意。

产后不哺乳的新妈妈，可口服避孕药。但对于哺乳的新妈妈来说，由于避孕药都含有雌激素，会改变乳汁的成分，影响宝宝的发育，所以不宜服用避孕药。但是，哺乳的新妈妈可以选择只有黄体素成分的避孕药。美国妇产科学院在2000年建议，哺乳女性如想服用口服避孕药，最好使用只含有黄体素的避孕药丸，或使用植入性的激素的方式，在产后6周开始使用。

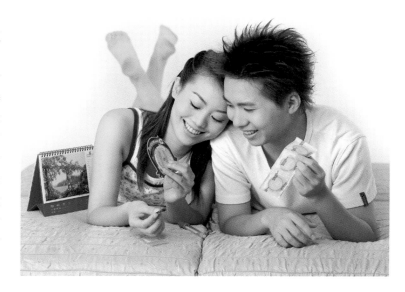

服用只含有黄体素的口服避孕药的好处为：不易有高血压或头痛的问题；不易有恶性肿瘤发生的后遗症；不易造成心脏血管疾病；不易有情绪低落感或所谓的经前症候群；产后哺乳的新妈妈不会因此药而影响乳汁的产生。

但此类避孕药不免还是会有某些不良反应产生：月经不规律；短时间内无月经；月经过多；少数人会有卵巢囊肿；每天需要准时服用，时间不可延后服用超过 3 个小时。

因此在服用黄体素的口服避孕药时还是要与妇产科医生讨论，并且对不良反应的产生要有心理准备，如果有任何的问题或症状发生，应尽快到医院找妇产科医生看诊。

＊剖宫产后怎么避孕

一般说来，剖宫产后的避孕应从产后 2 个月开始。剖宫产后避孕方法的选择极为重要。因为，剖宫产对子宫肌壁大有损伤，不可能像自然分娩者于产后 3 个月安放节育环，所以，剖宫产后的避孕方法，应因人而异，分类指导进行。产后不母乳喂养的新妈妈，可选用 0 号、2 号口服避孕药避孕，也可选择避孕套避孕，直到产后 8~10 个月子宫肌壁上的瘢痕大部分软化，再安放节育环避孕。产后母乳喂养的新妈妈最佳的避孕方法是使用避孕套，直到停止哺乳（应不少于 10 个月），再安放节育环避孕。

也就是说，剖宫产的新妈妈最开始应使用避孕套，或服用避孕药（不哺乳者）的方法来避孕，过渡一段时间后，再选择安放节育环避孕。

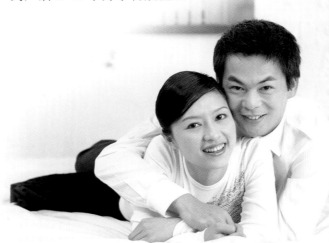

专家指导

新妈妈绝对不要以为放节育环后就万事大吉。因为，剖宫产对子宫的创伤使之生理功能有所改变，最容易发生掉环和带环受孕，所以，放环应选择稳固性较好的 T 形环。并且放环后半年内，应每月一次 B 超检查环的位置和是否掉环，才能获得有效避孕的最佳效果。

提前做一些小动作改善产后性生活

从现在开始，做一些产后康复的健身训练，可以帮助你增加阴道肌肉的紧张度。

几种简单的紧缩阴道肌肉锻炼法：

1 屏住小便。在小便的过程中，有意识地屏住小便几秒钟，中断排尿，稍停后再继续排尿。如此反复，经过一段时间的锻练后，可以提高阴道周围肌肉的张力。

2 提肛运动。在平时，你可以像屏住大便那样做提肛运动。经常反复，可以很好地锻练盆腔肌肉。

3 卧式锻炼。靠床沿仰卧，臀部放在床沿，双腿挺直伸出悬空，不要着地。双手把住床沿，以防滑下。双腿合拢，慢慢向上举起，向上身靠拢，双膝伸直。当双腿举至身躯的上方时，双手扶住双腿，使之靠向腹部，双膝保持伸直，然后，慢慢地放下，双腿恢复原来姿势。如此反复6次，每天1次，可常年不辍。

4 走路锻炼。走路时，有意识地绷紧大腿内侧及会阴部肌肉，后放松，重复练习。经过这些日常的锻炼，可以大

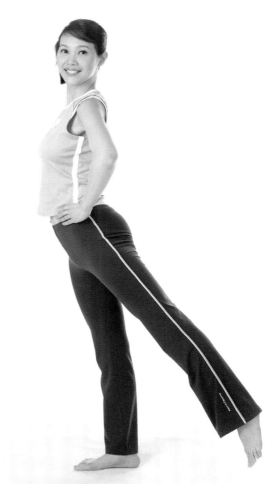

大改善盆腔肌肉的张力和阴道周围肌肉，帮助阴道弹性的恢复，对性生活有所帮助。

除了以上一些随时可以进行的小动作，还有一种骨盆底收缩运动是要特别推荐的。骨盆底收缩运动又叫凯格尔运动，是以妇科医生阿诺德·凯格尔的名字来命名的。凯格尔早在20世纪40年代就推荐出现小便失禁或膀胱控制减弱的女性进行这套练习。

骨盆底肌肉承载着人体的尿道、膀胱、子宫和直肠。这套运动可以增强新妈妈骨盆底的肌肉力量，从而减轻压力性尿失禁——70%的女性在怀孕期间或生产后都会被这个问题所困扰。这套运动并不复杂，从孕前到产后，你都可以做，步骤很简单：

1 在开始锻炼之前，要排空膀胱。运动的全程，照常呼吸，保持身体其他部分的放松（在整个运动中，只有骨盆底肌肉是在用力的）。可以用手触摸腹部，如果腹部有紧缩的现象，则运动的肌肉为错误。

2 平躺，双膝弯曲。练习时，把手放在肚子上，可以帮助确认自己的腹部保持放松状态。

3 收缩臀部的肌肉向上提肛。

4 紧闭尿道、阴道及肛门。新妈妈可以将一只干净的手指放入阴道，如果在练习的过程中，手指能感觉到受挤压的话，就表明锻炼的方法正确。

5 保持骨盆底肌肉收缩5秒钟，然后慢慢地放松，5~10秒后，重复收缩。

经常坚持进行骨盆底肌肉练习，不仅有助于你对膀胱的控制，而且会增强阴道的弹性，让你的性生活更加幸福。

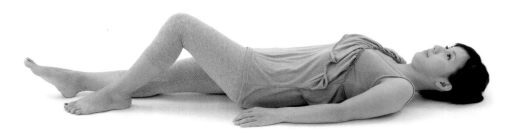

专家指导

凯格尔运动要收效，通常需要3个月以上的时间。如果在一段时间的练习后仍不能达到疗效，或是原本阴道松弛就比较厉害，也可以考虑其他的治疗方式，包括阴道整形手术，让新妈妈能在短时间可以摆脱没有品质的性生活，重拾恩爱夫妻的闺房之乐。

产后多久可以开始性生活

一般来说，由于子宫颈口会在产后8周恢复闭合状态，宫颈、盆腔和阴道的伤口在此时也基本愈合，所以新妈妈和新爸爸可以在产后8周开始性生活。

但是这种情况也是因人而异的。从纯生理角度来讲，新妈妈在坐完月子后，到医院例行检查过，征得妇产科医生同意后就可以"解禁"了。但事实上，即使已得到医方的通行令，仍有不少新妈妈在产褥期过后还是会由于会阴疼痛、情绪低落及极度困倦等原因，无法恢复正常性生活。所以说，在重温欢好之前，新妈妈不仅需要检视身体状况，更要在心理上作好准备，否则只会造成多次尝试未果后降低彼此对性爱的热情。对于产后多久开始性生活最为适宜，你不妨来作个测试。

1. 老公和我：

A. 宝宝降生后就有了很多沟通上的问题。

B. 我们已经讨论过产后性生活，包括我们的生理和心理需求点。

C. 有谈过产后性生活，但是没有涉及我们之间内在的渴望。

2. 刚生完宝宝，我觉得我自己：

A. 属于我的宝宝，毕竟这是最重要的事。

B. 属于抱怨的老公和哭闹的宝宝，不属于我自己。

C. 属于我自己，和原来一样。

3. 清晨醒来，我时常觉得：

A. 有点头晕，主要是由于半夜喂奶，睡眠不佳。

B. 对新妈妈的身份有点烦，有点压力。

C. 头痛，对白天将要发生的一切感到吃力和紧张。

4. 对于产后节育，我：

A. 没想到什么保护措施，因为我知道刚生完宝宝的受孕概率非常低。

B. 想咨询，采用一种老公和我感觉最舒服的方法。

C. 开始预警，因为感觉如果再次怀孕实在是太恐怖的事情。

5. 我知道老公已经准备恢复性生活，因为：

A. 他经常暗示我并且像个初恋的小情人一样爱抚我。

B. 他暗示如果我不协作的话，有可能会寻找其他途径。

C. 他和我诚恳、温和地谈起这件事。

6. 生宝宝改变了我的身体，而且：

A. 我觉得自己的母性体态非常美丽，虽然减掉几斤可能更完美。

B. 我知道这是很正常的现象，但我仍然觉得对自己的体重不放心。

C. 我觉得自己是世界上最胖、最难看的女人。

7. 我最希望老公：

A. 能帮忙照看宝宝，或者能做点其他杂事。

B. 能和我做爱。

C. 能拥抱我、安慰我。

8. 如果做爱的时候乳汁从胸部渗出：

A. 我的兴致会降低，这使我自己不太性感。

B. 我会把老公推开，自己觉得很羞。

C. 我们会大笑或者继续亲热。

9. 我知道产后的性生活经常会有阴道干燥的症状：

A. 我和老公已经在讨论如果需要就使用润滑剂。

B. 使用润滑剂会使我觉得舒服点，不知道老公怎么感觉。

C. 那种感觉太让人害怕了，我认为润滑剂很重要。

10. 如果此刻和老公做爱，我认为：

A. 我有这个义务。

B. 我非常渴望这么做。

C. 通常我有这个愿望。

测试答案：

题目：A、B、C

1：1分、5分、3分

2：1分、3分、5分

3：5分、3分、1分

4：5分、3分、1分

5：5分、1分、3分

6：5分、3分、1分

7：1分、5分、3分

8：3分、1分、5分

9：3分、5分、1分

10：1分、5分、3分

测试结果：

得分：10~17分

你看上去现在还不适合重新开始性生活，你可能承受着产后的忧郁。无论如何，记得和你的另一半讨论你的感觉和渴望，建立一种良好的交流关系比重新建立性关系更重要。

得分：18~30分

你看上去对要不要开始性生活这个问题有些矛盾和犹豫。也许生活太烦琐使你不敢相信自己还有余力去谈情说爱。先不要给自己加压，你可以花一些时间，去重新点燃你和爱人之间的情感，和谐性爱便会自然而来。

得分：31~50分

可以了，你已经准备好了。你的得分显示你已经可以在卧室里有所表现了，虽然你身处生活转型的阶段，你的身心却都非常自如和舒服，可以和爱人重浴爱河了。记着：假如有什么不舒服的感觉，沟通是关键，除此之外，就尽情享受欢乐吧。

专家指导

通常新妈妈会感觉到阴道干涩，缺乏自然分泌的阴道润滑液。这种阴道干涩的状态一般会持续6个月左右，你可以借助人工的阴道润滑液来使性生活愉悦顺畅。

调试心理，避免产后"性冷淡"

新妈妈生育后的第 1 周，大部分的新爸爸都已堆积下来了很多能量，所以他们会性欲旺盛。但是新妈妈的性欲却不会这么快就有所提升。大部分新妈妈 1 个月之内不会有性欲，甚至几乎或完全没有了对性的兴趣，有些新妈妈会疑惑自己是不是得了性冷淡呢？

1981 年，英国心理医生追踪 119 位女性，从怀孕到生产，发现产后 6 周，只有 35% 恢复了性生活；产后 3 个月，恢复性生活者有 40% 觉得疼痛或不舒服。2006 年，瑞典的研究人员也调查了 820 对夫妻，产后 6 个月的行房次数平均 1 个月 1 次，算是相当少了。

很多原因是生理方面的，如：

1 阴道损伤，阴道弹性及润滑不足。经历生产过程之后，阴道多少会有损伤，它的弹性会变差，皱褶也会消失。不过，到产后 3 周，阴道的皱褶又会重新出现，但是要恢复弹性，需要好几个月的时间。就算恢复了弹性，阴道的腺体分泌也可能长期减少，性生活会有润滑不足的问题存在。润滑不足必然导致性生活满意度和性爱热情度的降低。

2 骨盆组织及阴道松弛。骨盆腔肌肉、筋膜也会因生产受到破坏而较为下垂，阴道变得比较松弛，不但在性交时比较没感觉，同时因为下垂的骨盆腔组织无法有效收缩，也会减少性爱的快感。一般说来，整个骨盆组织及支撑的恢复所需的时间，可能长达半年甚至更久。

3 会阴有伤口。生产时会阴常有裂伤，虽然经过修补，会阴伤口也已经长好，但行房时还是可能有疼痛感，或是害怕会阴伤口裂开而无法进行性生活。

4 喂母乳造成激素改变。产后很多新妈妈都选择母乳喂养，但在持续喂母乳的状态下，泌乳素上升，女性激素下降，阴道因此会比较干涩，新妈妈在与丈夫做爱时会容易感觉到疼痛。此外，哺乳新妈妈的雄性激素会比较低，雄性激素与性欲有很大的关系，如果过低，就会提不起性欲。

5 尿失禁。因为生产后阴道和膀胱壁下垂，可能造成暂时的尿失禁现象，在性交时会产生不少困扰。

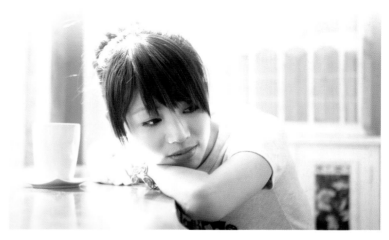

同时，造成新妈妈"性冷淡"的，更多的是心理原因：

1 怕吵醒宝宝，或者太注意宝宝的睡眠反应，担心宝宝睡着时窒息，这种状况下当然无法全身心享受性爱了。年幼的宝宝总是与父母同处一室，成了两人间的有形障碍。新妈妈一边配合丈夫，一边不住地提醒自己"别动得太厉害"、"不要叫"，如此神经紧绷，哪里有快感可言。一些新妈妈还担心性爱会被宝宝看见或听见，伤害到他们成年的发展。

产后新爸爸往往因为长久的禁欲而对性交的要求更强烈，这时如果新妈妈因为害怕宝宝听见而拒绝性生活，或在性交过程中拼命压抑自己的声音，渐渐地新爸爸便会对与新妈妈做爱失去热情。

如果将宝宝与自己安排在一张床时，你和老公激情的时候就容易弄醒宝宝，等哄好宝宝，大家又都累了，于是就草草了事了。几次之后，你会发现做爱的时候总是不能投入，再慢慢地便会发展到阴道干涩、性欲降低。所以，建议你可以让宝宝单独睡，学会一些技巧哄宝宝睡着，然后自己可以放心地跟丈夫享受二人世界。

2 全身心投入地去照顾宝宝，会让新妈妈生理、心理都产生疲惫感，让人"性趣"缺失。再加上夫妻相处久了，对于对方的吸引力势必会下降，加上有了宝宝，生活重心转移之后，性生活的次数就自然减少了。产后新妈妈一定要将部分注意力转移到新爸爸身上。

小玉是剖宫产的新妈妈，她觉得肚子上那条长长的伤疤让她无地自容，甚至不能想象原先平滑的小腹怎么就烙上了这么个小蚯蚓，生产都2个月了，那个肥肥的小肚子看上去还像怀孕4个月时的大小，上面还隐隐有几条妊娠纹，她因此拒绝性生活，不敢让老公看到她这样的身体。而小玉老公的感受却大不一样，他说感觉自己比以前任何时候都爱她，并想表达出来。可总发现她现在的心理很奇怪，对任何抚摸都很敏感，并且颇为反感。可能是因为她太累了，想多休息一段时间吧。小玉老公说自己只能尽可能地多做些家务，希望能让她轻松点儿，但内心真的盼望她的情绪能早点儿恢复过来，因为他快有些等不及了……

其实男人通常没有那么挑剔，而且散发着母性光彩的你也许更性感，丢弃这些想法，会让你在性生活中更自信，也就更美。

3 产后忧郁症若是未好好处理，对性生活甚至日常生活都会造成很大的问题。

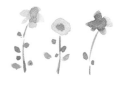

研究表明，不论用什么方式生产，未生产过的女性对性的满意度都比生产过的女性高，而且生产似乎对性生活有长期的影响，但是影响的因素以心理层面的问题居多。所以，新妈妈一定要在产后及时调整好自己的情绪。

怎样使产后性生活更和谐

要更好地恢复性生活，下面这些要牢记：

1 多爱抚。性生活前，为了缓和妻子的紧张情绪，丈夫要多爱抚妻子。同时，为了保证妻子的休息，建议每次性交时间不要超过 30 分钟。

2 要温柔。产后新妈妈阴道恢复不久，性生活时容易干涩疼痛，尤其是产后第一次性交，丈夫应该温柔一些，动作放缓慢，营造温馨柔和的气氛，注意新妈妈的反应，也可配合一些水性的润滑剂使用，如果第一次就很不舒服，妻子之后可能得隔更久才敢行房。

另外，产后一直哺乳的新妈妈，乳房充盈大量乳汁，如果此时受到外力的强烈压迫，容易肿胀疼痛，所以新爸爸动作要轻柔。

3 忌创新。产后新妈妈体力可能有些下降，新爸爸不要尝试过多的"花样做爱"，尽量配合新妈妈的感觉来，以新妈妈感觉舒服的体位进行，当然你也可以提出你的要求，但不能强求。

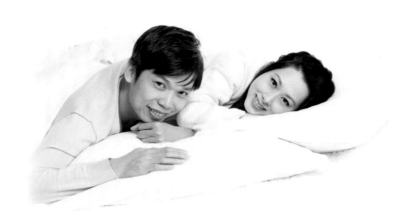

4 需重视。若新妈妈有阴道分泌物不正常、会阴伤口疼痛、性交疼痛的情况，应尽快就医治疗。丈夫应多注意妻子的情绪问题，如果生产完 2 周以上，妻子还有情绪低落、常哭等情况，应早点咨询医生。

5 记得避孕。生产过后，新妈妈子宫的功能需要半年的时间才能恢复到孕前水平，如果恢复前再次怀孕，无论是流产还是再次生育都对新妈妈身体健康不好，因此在性生活时一定要记得避孕。

专家指导

有些夫妻会使用某些改善性欲的药物：如雄性激素、局部的血管扩张剂，这些要与医生详细探讨，评估不良反应后再考虑使用。另外，应停用影响性欲的药物或治疗，有些安眠药、镇静剂、抗忧郁的药物会影响性功能，服用前多与医生沟通，可选择对性生活影响较小的药物。

产后"第一次"，需注意什么

有些妈妈产后性生活出现问题的原因是在于：产后第一次性生活准备不充分，明明生理、心理问题一大堆，但看着丈夫期待的眼神，实在不好意思拒绝，半推半就地完了事，以致出现了一些意外状况，给日后的性生活蒙上了阴影。

产后"第一次"需要注意这些情况：

1 确保产后恢复性生活的时间不至于太早。新妈妈在身体恢复良好的情况下，至少要到产后 8 周才能开始第一次性生活。提前开始性生活，除了怕影响伤口愈合之外，有时也会影响子宫收缩，造成子宫发炎。因此开始产后性生活前必须确认身体恢复良好，会阴表面组织早已愈合，无贫血、营养不良或阴道会阴部发生炎症的情况。

2 产后第一次性生活时确保恶露已经干净。如果新妈妈恶露未净，应推迟产后"第一次"的时间，因阴道有出血，表示子宫内膜创面还没愈合，同房时会带入致病菌，引起严重的产褥感染，甚至发生致命的产后大出血。所以恶露未净时绝对禁止性生活。

3 新爸爸动作要温柔缓慢。新爸爸长时间没有性生活，"第一次"难免会比较强烈，但不能为了发泄身体的那股欲火就不顾及新妈妈的感受。新爸爸对于产后"第一次"一定不要过于勇猛，动作应轻柔、缓慢，否则容易给新妈妈薄弱的阴道造成裂伤。另外，当新妈妈生理、心理上排斥性生活时，新爸爸要理解、体贴，并一起讨论如何解决这个问题。

4 准备阴道润滑剂。一般产后新妈妈外阴会比较干燥，容易造成行房阻碍，这时夫妻双方不要强行进行性生活，否则容易造成伤害或对"第一次"不满，而影响之后的性生活。建议新爸爸或新妈妈在"第一次"时准备阴道润滑剂。

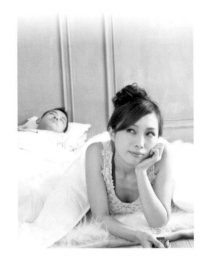

专家指导

如果在最初的性尝试中遇到困难，比如侧切伤口疼痛，阴道太紧或太松，那就赶快停下来，不要勉强，以免带来心理上的恐惧和损伤身体。必要的时候去找医生作检查，确诊身体无恙再作尝试。再次提醒，为避免再次妊娠，夫妻双方从产后第一次性生活开始就要严格采取避孕措施，至少要使用避孕套避孕。

产后性生活误区要避免

1 不要在疲劳和没有性欲时勉强性生活。新妈妈要照顾宝宝，还要做家务，身心都比较虚弱，加上分娩时的疼痛记忆，往往缺乏足够的精力和体力来满足新爸爸的性要求。精神或身体疲劳时过性生活往往达不到高潮，收不到双方满意的效果。特别是劳累后立即过性生活，会损害健康。而如果在没有性欲时勉强同房，还会导致新妈妈对性生活反感，造成"性冷淡"。所以，建议夫妻双方在精力较佳时进行性生活。

2 不要在空腹或饱食后性生活。饥饿时，人的体力下降，精力不充沛，进行性生活容易因体力不支而中途停止；而饱食后，血液流向肠胃，大脑和其他器官则相对供血不足，往往也达不到性满足。即使勉强获得性的满足，也不利于身体的健康。

3 不要在沐浴后立刻同房。洗澡特别是洗热水澡时，全身血液循环加快，皮肤血管充分扩张。若沐浴后立即性交，性器官急剧充血而加重全身血液循环的负担，使血液循环平衡失调，局部血液供应不足或缺血而造成严重后果。因此，不管是丈夫还是妻子沐浴后都应该休息15~30分钟再同房。

4 性生活不要过频。一般来说，性生活次数与年龄基本成反比，即年龄越大，性生活的次数越少。20~30岁的夫妻，一星期3~5次；30~40岁的夫妻，一星期2~3次；40~50岁的夫妻，一星期1~2次；51~55岁的夫妻，一星期1次。

性生活过度会导致身体乏力、心神恍惚、头重腿酸、心悸、食欲不佳等，长此下去还会引起神经衰弱，会导致身体衰弱，有损健康。

5 不要在早晨起床前同房。一日之计在于晨，马上要起床进入白天的紧张工作生活，如果此时过性生活，身体往往得不到足够的休息，使机体的平衡失调，从而降低身体的抵抗力，影响身体健康。

在一天之中，以晚上11时左右过性生活最好，因为这时是性激素分泌的高潮时期，且对身体没有伤害，同房后还可有充分的时间休息，对第二天的精神、体力没有影响。如果新爸爸和新妈妈想在早晨同房，应该选在休息日。

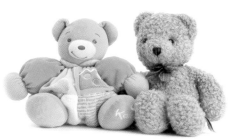

专家指导

无性的日子更要和老公做足亲密功课，比如亲吻、拥抱和其他一些爱抚。保持这些亲密的身体接触，可以让夫妻之间一直洋溢着浓情蜜意。

第 **9** 章

产后瘦身
恢复孕前好身材

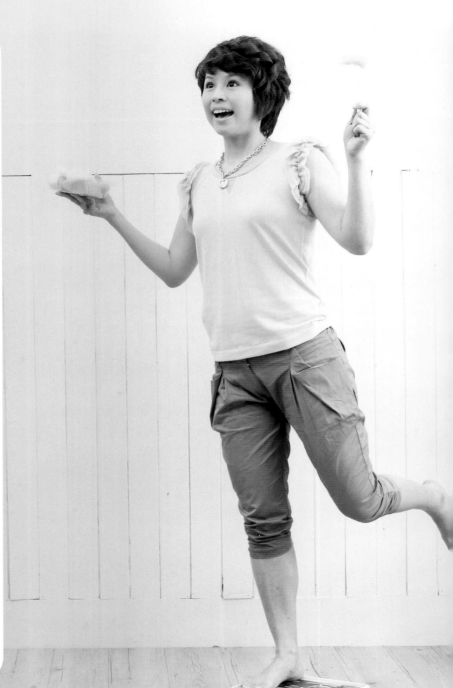

测测你的肥胖类型

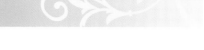

以下有 4 组问题，如果和你的状况相同，请在（）内打"√"。[说明：BMI 值 = 体重（kg）÷ 身高（m）的平方] 请评判每一组各有多少"√"，若有 5 个或 5 个以上的"√"，代表你就是该组的肥胖类型。

✱ 第一组：白白嫩嫩水肥型

肥胖（不算太肥，如 BMI 值介于 24~28 之间）　　　　　（　）

皮肤白嫩　　　　　　　　　　　　　　　　　　　　（　）

四肢沉重　　　　　　　　　　　　　　　　　　　　（　）

常觉得疲劳无力，不想动　　　　　　　　　　　　　（　）

小便多　　　　　　　　　　　　　　　　　　　　　（　）

喜欢睡觉　　　　　　　　　　　　　　　　　　　　（　）

喝水不多，口也不渴　　　　　　　　　　　　　　　（　）

常觉得口中有痰却吐不出来　　　　　　　　　　　　（　）

易有白带　　　　　　　　　　　　　　　　　　　　（　）

大便有时软有时硬　　　　　　　　　　　　　　　　（　）

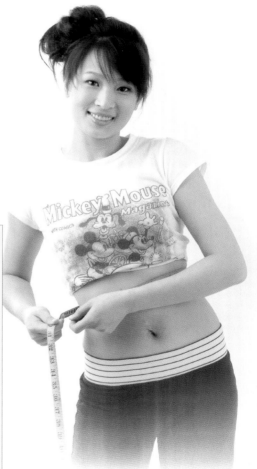

　　第一组的"√"最多者，属于白白嫩嫩水肥型。水肥型新妈妈的瘦身要领如下：

　　饮食禁忌：酒、油炸类、冰冷的食物、巧克力、花生、茶叶。如果水肥型的新妈妈不小心暴饮暴食，想靠喝茶来去油，那么要在茶内加上山楂、决明子等来加强去油效果。水肥型新妈妈要消除身体过多的水分才能瘦得快，可以多吃一些帮助排除水分的食物，也就是中医所讲的利水食物，如冬瓜、绿豆、豆芽、大黄瓜、鲤鱼、海带、豆腐、荸荠、菠菜等。

　　适合的运动：水肥型的新妈妈最适合做会流汗的运动，如慢跑、有氧运动等，泡澡也不错。

* 第二组：肥肉多多累赘型

肥胖（中度或以上的肥胖，如 BMI 值 >28）	（ ）	腿易软，无法久站	（ ）
皮肤苍白	（ ）	小便清澈	（ ）
容易疲倦无力	（ ）	缺乏性欲	（ ）
精神委靡不振	（ ）	大便又稀又软	（ ）
肌肉松软无力	（ ）	中年才开始发福	（ ）
腰易酸	（ ）	易有白带	（ ）

第二组的"√"最多者，属于肥肉多多累赘型。累赘型新妈妈的瘦身要领如下：

饮食禁忌：寒性食物，如黄瓜、苦瓜等应该尽量避免食用，因为这些食物虽然有利尿去水的作用，却会让脾肾阳虚的累赘肥肉型新妈妈代谢更缓慢，反而妨碍了瘦身的速度。累赘型新妈妈饮食上应注意多吃一些温性的食物，如生姜、桂皮、鸡肉等，或在烹调的时候加入少量黑豆、核桃等温补肾阳的食物，加速体内的新陈代谢。

适合的运动：所有可以流汗的运动，如慢跑、有氧运动等都适合。

* 第三组：循环不良怨肥型

肥胖（不算太肥，如 BMI 值介于 24~28 之间）	（ ）
目前有因为循环不好而引起的疾病（如痛风、胆结石等）	（ ）
情绪易紧张	（ ）
容易发怒	（ ）
失眠多梦	（ ）
经常感到胸闷	（ ）
胃部常有闷胀感	（ ）
一烦躁就想吃东西	（ ）
上半身有固定疼病的部位，且时好时坏（如头痛、胸痛、胁肋骨痛、小腹痛）	（ ）

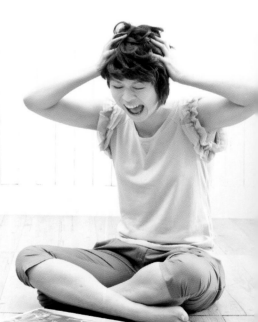

青春期或20岁开始就发胖 　　　　　　　　　　　（　）
易有经痛或月经不规则等问题 　　　　　　　　　　（　）

　　　　第三组的"√"最多者，属于循环不良怨肥型。怨肥型新妈妈的瘦身要领如下：
　　　　饮食禁忌：忌吃油炸食物、冰品、炒花生米。怨肥型新妈妈最适合吃的食物有黑木耳、山楂、莲藕、鸡内金、红花等。
　　　　适合的运动：任何可以流汗的运动都适合，但是太剧烈的运动除外，以免心脏无法负荷。

* 第四组：肉肉结实难减型

肥胖（BMI 值 >25）	（　）	常有头晕的现象	（　）
身体肥胖但健康	（　）	易口臭	（　）
脸部红润	（　）	嘴巴易破	（　）
食欲良好	（　）	火气大	（　）
很容易饿	（　）	便秘	（　）
经常口渴想喝水	（　）	四肢沉重	（　）

　　　　第四组的"√"最多者，属于肉肉结实难减型。结实型新妈妈的瘦身要领如下：
　　　　饮食禁忌：忌吃辛辣、重口味的食物，如老姜炖鸭、酒、鸡肉、牛肉等。建议多食用白菜、芹菜、莴苣、竹笋、莲藕、苦瓜、荞麦、番茄、菊花茶等食物。
　　　　适合的运动：任何可以流汗及球类运动都适合结实型新妈妈。此外，夏天的时候，结实型的人也适合洗冷水澡，可以加速新陈代谢。

专家指导

　　　　因为要带宝宝，所有新妈妈常常是非常忙碌，有时候运动都抽不出时间来，所以要善加利用日常生活中的空当，例如上班前的10分钟、中午午休的20分钟、晚上洗澡前的20分钟，多走走路、爬爬楼梯，事实上累积起来的运动量相当可观，不见得一定要汗流浃背、筋疲力尽才算是运动。

制订产后瘦身计划的注意点

身材肥胖变形几乎是生完宝宝的新妈妈不能不接受的宿命，但若在产后立下决心，制订计划，展开全方位的瘦身行动，是可以甩掉不该存在的肥肉，让自己重回曼妙身材的。

具体计划的设定应注意以下几个方面：

* 瘦身决心要提早立下

新妈妈不能日日沉浸于坐月子的美食当中，早日立下决心瘦身是必要的。

生完宝宝后，腹部皮肤变得松弛，妊娠纹浮现。松松垮垮的小肚肚确实让人懊恼，爱美的新妈妈在想尽了各种方法解决这些麻烦事之前，应该诚实面对自己的体重。

* 瘦身不可一蹴而就

剧烈的瘦身方式虽然有可能让你一下子瘦很快，但是反弹也是非常迅速的。而且，如果你一开始就把计划订得太激烈，你的身体可能负荷不了这样剧烈的变化，你可能会受伤，也可能因此而放弃瘦身。所以说，瘦身应该慢慢来，先改掉一些对瘦身不利的生活方式，如吃零食、睡懒觉、长时间坐着不动等，然后再按照你的计划一步一步来，阶段性地达成目标，慢慢让身体适应新的生活方式，慢慢地那些多余的赘肉自然会消失。

* 制订几个短期目标

给自己订几个简单而且一定能达成的短期目标，再一步步计划中期和远期的目标。记得你的短期目标一定要是实际可达成的，千万不要一开始就给自己订一个太遥远的计划，这样很容易因为挫折感而放弃了。比如：本来完全没有运动习惯的新妈妈，一开始短期运动计划可以是每天快走 10 分钟。等自己适应这样的运动量之后，再进行中期运动计划：每天小跑步 10~15 分钟。最后也许可以达成每天慢跑 10 千米这样的运动目标。

* 取得成功后给自己一点奖励

实质或是心灵上的奖励，可以让你的瘦身计划更快乐、更持久。因此，在制订计划的同时，你可以把要给自己的奖励写上去。例如：如果我每天都有运动，两个礼拜以后我就

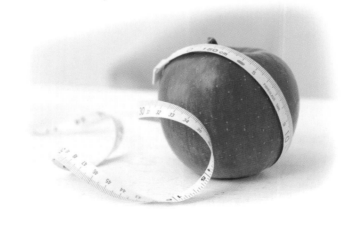

去买一件新衣服，或是如果瘦了2千克，就可以和宝宝和丈夫一起去郊外旅游。你也可以在每次的控制饮食或是认真运动之后，闭上眼睛对自己说："你真棒！你一定会成功的！"

＊让自己的瘦身生活充满变化

不要让你的瘦身计划太"程式化"了。很多食物的热量都很低，很多运动都很好玩，你可以每天变化你的菜单，你可以每天做各式各样的运动。如果你不喜欢跑步，那么就换一个你喜欢的运动来进行。运动不是只有一种方式，你可以跳舞、练瑜伽、游泳、骑单车、打篮球、打羽毛球，任何运动都可以瘦身，最重要的是要有兴趣，那样你才能够坚持下去。

每种瘦身方式都尝试一下，生活一定会变得更健康、有趣的。

＊写日记记录瘦身成果

写日记可以帮助你检视自己计划的优缺点，也可以作为修正计划的参考。可以把你每天做了多少运动，每天吃了什么东西，统统写进日记。每天把自己努力的过程记录下来，才不会以为自己没有进步。

＊准备瘦身小道具

体重秤，不可或缺的瘦身必备品。

体重秤是瘦身的必需品，没有什么能够比它更直观地显示效果了，它可以时刻提醒你目前所处的情况，而且经常称体重还可以督促你瘦身的决心。

＊跳绳、健身球、呼啦圈，是空余时间的瘦身好帮手

很多瘦身的女性家中都会准备一些小的运动器材，如跳绳、呼啦圈、健身球等，不过千万不要让这些运动器材变成你房间里的摆设，在空闲的时候拿出来跳一跳、转一转，既健身又瘦身。

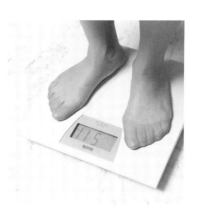

❧ 专家指导 ❧

2次月经之间28天（一个月）可分为4周，即为瘦身的4个周期。

第1周：从月经来的第一天开始算起，由于生理原因，此周瘦身最有效果。称重你会发现，即使平时你不在瘦身，这周你也可能会下降0.5~1千克，所以此周是瘦身关键时期，至少减1千克。

第2周：效果可能没有第1周明显，但也是瘦身的重要时期，至少减0.5~1千克。

第3周：瘦身效果会逐渐递减，至少减0.5千克。

第4周：由于你身体本身会积蓄能量为下一次月经作准备，所以在这周你不必为体重没有下降而灰心，只要不反弹，坚持到下一个新的周期开始，你又会发现效果明显。

产后半年内是瘦身黄金时段

　　通常情况下，产后2周之内，体重可以减轻许多，包括属于胎儿、胎盘、羊水的5千克，以及乳房、血液、体液的3千克，和部分子宫重量的减轻，大约是9千克。至于脂肪部分，在产后运动的配合之下，在3个月内可以逐渐恢复产前的身材。

　　医学研究发现：产后两三个月，月经就会恢复正常，即内分泌及新陈代谢逐渐恢复正常，这个时候选择正确的瘦身方法，不但不会影响哺乳，还会让奶水更通畅。因此，产后两三个月至半年内是产后妈妈修复身材的最好时机，因为这段时间新妈妈的体内脂肪还处于游离状态，未形成包裹状的难减脂肪。而且，这段时间瘦身，皮肤弹性的修复难度会比较小。

　　不过，未能在产后6个月完成瘦身的新妈妈也不必担心，只要掌握饮食技巧，适度运动，照样能够恢复原有身材。

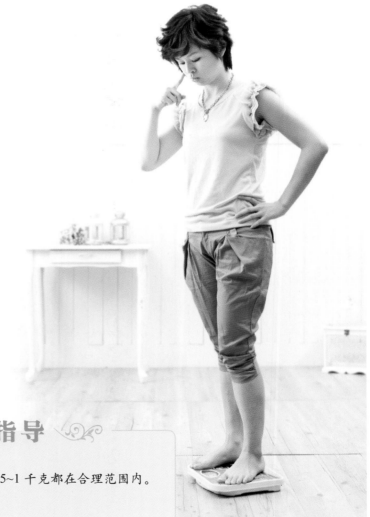

专家指导

　　一般而言，一个星期瘦身0.5~1千克都在合理范围内。

瘦身不等同于节食

很多新妈妈觉得瘦身就等同于节食，其实这个理解是错误的，只要合理地安排一日三餐的饮食，你就可以不饿肚子，保证营养的同时，还能轻松享"瘦"。

＊ 饮食全面均衡

要满足身体的营养需求，必须有均衡的饮食，所谓均衡的饮食，即淀粉：50%~60%，蛋白质：15%~20%，脂肪：小于30%。

淀粉类以根茎为主，比较常见的就是五谷杂粮，当然一些水果和蔬菜中也含淀粉，如马铃薯。含蛋白质丰富的食物主要有蛋、奶、豆、肉等，哺乳新妈妈尤其要注意补充优质蛋白质。油脂则应以植物油为主，可将食物中的油脂含量降低20%左右，但切记不可完全不摄入油脂，否则会使人体的脂溶性维生素不足，且容易导致便秘。

＊ 三餐定时定量

不要以为一天只吃两顿饭，甚至一整天都不进食就能顺利瘦身了。瘦身虽然必须控制饮食，但也要符合身体的营养需求。明明饿得不行还硬撑着不进食，只会使身体的新陈代谢降低，反而容易使身体囤积脂肪，而且体力会变差，还容易导致饿过头而暴饮暴食。所以三餐一定要吃，且必须定时定量，以免肚子饿过头而吃更多。新妈妈三餐应保证一定的进食量，如果怕吃得太多长胖，可以控制食量，但不能完全省掉某餐。

＊ 合理降低饮食热量

产后妈妈要想顺利瘦身，一定不能忘记降低饮食的热量，建议每天摄入的热量以1200~1500卡为宜，但不能低于1200大卡，且每周瘦身以0.5~1千克为原则，否则会对身体造成不良影响。如果新妈妈哺喂母乳，则需每天再增加500大卡的热量，也就是1700~2000大卡。

想减少饮食摄入的热量，可从降低油脂入手。除了饮食上秉持少油的原则外，还可选择摄取肉类脂肪较少的部位，或是多吃脂肪含量较低的白肉，如鱼肉、鸡肉等。

＊ 改变进食习惯

1 细嚼慢咽：进食时细嚼慢咽会刺激大脑中枢，让大脑知道身体进食的状况，比较容易有满足感。

2 用餐时可先喝汤，吃蔬菜，再一小口、一小口地慢慢吃饭和肉，这样比较会有饱足感，可避免吃进过多食物。

❧ 专家指导 ❧

新妈妈可记录每天的饮食以帮助自己检查是否吃进过量食物，或是吃了不适当的食物。同时这些记录也有助于与医生或营养师讨论出致胖的原因。

推荐产后营养瘦身餐

＊菠菜玉米羹

功效：玉米有利尿作用，并能消除水肿，且菠菜是养颜佳品，两者搭配既能瘦身，又不会影响产后妈妈的健康。

材料：菠菜200克，玉米粒、火腿丁各2大匙，鸡蛋1个，高汤4碗，盐适量，白胡椒粉、水淀粉各少许。

做法：

1 将菠菜洗净，放入滚水中余烫一下，取出放入冷水中待凉，挤干水分，切细末；鸡蛋磕开一个小口，使蛋清流入碗中。

2 高汤倒入锅中，用大火煮开。

3 加入玉米粒、火腿丁及菠菜末稍煮片刻，再加入盐、白胡椒粉拌匀，用水淀粉勾芡。

4 淋入蛋清拌成很细的蛋花即可。

＊海带金针菇拌菜

功效：海带丝富含纤维素，有很强的饱腹感，金针菇具有降胆固醇的作用，两者都有热量低的特点，是产后瘦身的很好选择。

材料：干海带丝150克，金针菇100克，枸杞子10克，香油、姜丝、精盐适量。

做法：

1 将干海带丝用水泡开，再用热水烫一下，捞出后放凉待用。

2 将金针菇洗净，用热水煮软后捞出待用。

3 最后，将海带丝、金针菇、枸杞子放入一个大盘中，加入适量香油、姜丝、精盐拌匀后，即可食用。

＊芦笋炒肉丝

功效：芦笋富含多种人体必需的维生素和微量元素，具有瘦身美容之功能，被列为"世界十大保健名菜"之一，加上含蛋白质丰富的肉，既能美颜瘦身，又能提高免疫力。

材料：青芦笋300克，瘦肉300克，蒜末半大匙，酱油、糖、料酒、盐和水淀粉各适量。

做法：

1 将青芦笋洗净，削净根部粗硬部分。

2 锅内加入半锅水，用大火烧开，加入半匙盐，放入芦笋整根余烫，稍软时捞出，冲凉，再切小段。

3 瘦肉切丝，加入料酒、酱油、水淀粉腌15分钟。

4 锅置火上，先将肉丝过油，捞出后将油倒出；锅内留底油，放入蒜末炝锅，再放入芦笋翻炒，然后放入肉丝与芦笋同炒，并加入适量盐、料酒、酱油、糖、水淀粉和适量清水调味，炒匀盛出即可。

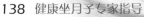

吃对早餐有利瘦身

早餐是一天活力的来源，如果不吃早餐，人体就不能提供足够的热量来消耗体内的脂肪，这对瘦身是不利的。

＊早起一杯水

早晨起床后先喝杯水，不仅可以补充睡眠中自然出汗所减少的水分，而且有利于内脏苏醒。空腹喝下去的水，马上被小肠吸收，5分钟就能进入血液，让血液流通更顺畅，也有助于通便。

＊全麦类食物＋蛋白质类食物＋蔬菜和水果，早餐最佳搭配

营养健康的早餐应该包括富含纤维的全麦类食物，如糙米、全麦面包，这类食物不但营养完整，而且纤维的含量较高，除了有助于排便，也容易产生饱腹感，对控制体重有帮助。然后搭配质量好的蛋白质类食物，例如，牛奶、蛋类（淀粉和蛋白质的摄取比例最好是1：1），以及蔬菜和水果，如几片黄瓜或番茄汁。

＊7~8点吃早餐最合适

最合适的早餐时间是起床20~30分钟后，因为这时人的食欲最旺盛，吸收能力也最强。另外，早餐与中餐以间隔4~5小时为好，也就是说早餐7~8点之间为好，如果早餐过早，就需要将早餐的量增加或将午餐的就餐时间提前。

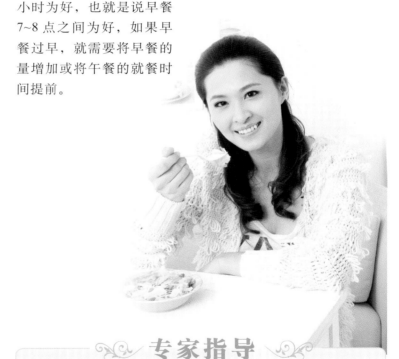

专家指导

多喝水能帮助身体保持良好的新陈代谢，对瘦身有一定的帮助，还有利于哺喂母乳的新妈妈产生充足的奶水，一天应摄取2000~3000毫升的水。

餐前零食可以防止正餐超标

为了避免午餐多吃，新妈妈可在午餐前吃一些对瘦身有益的零食，这些食物既有利于瘦身又能充饥解饿，帮助你防止正餐吃太多。

﹡海苔

海苔几乎不含什么脂肪，也没有什么能量，怎么吃都不会发胖！且海苔含有丰富的维生素和矿物质，含碘量尤其高，经常食用可防止由于缺乏碘引起的皮肤灰暗、毛发干燥和生长缓慢，并能减少脂肪在体内的存积。

﹡豆腐干

真空独立包装的五香豆腐干含脂肪量少（每100克豆腐干中脂肪的含量不足16克），多吃不会发胖，且能补充全天所需钙量的40%。将豆腐作为零食吃上两三片，既解馋又解饿。

﹡牛肉干、酱牛肉

牛肉是高蛋白、低脂肪食物，所以牛肉干、酱牛肉适合在饥饿的时候吃，每次吃上2~3块，能充饥且不会发胖。

﹡新鲜果蔬

在进餐前一小时左右，吃一个苹果或香蕉，或是半个橙子，也可以是黄瓜或番茄，可以弥补正餐中不易摄取的维生素、水分、膳食纤维和抗氧化物质等营养成分，这些营养成分能调理肠胃功能，促进食物的运化，并驱散困顿，带给你一天的好心情。

﹡魔芋果冻

魔芋果冻的热量极低，而且还含有丰富的膳食纤维，可以促进通便，促进向体外排出废物，而且还能够延缓糖分的吸收，非常适合瘦身者食用。

﹡即食麦片

一些早餐的即食麦片，可当做瘦身零食来食用，因为很多麦片都含有高纤维、低脂肪，而且加有维生素和矿物质，营养丰富。如果觉得光吃麦片太单调了，可以加入脱脂牛奶同食。

﹡红枣

红枣中含有丰富的维生素C和矿物质，有"活维生素C丸"的称号，同时还有补气养血的功效。饥饿的时候不妨吃上几颗红枣，可以帮你赶走疲倦，吃出好的气色。

﹡核桃、花生、开心果

核桃、花生、开心果中含有丰富的蛋白质和不饱和脂肪酸，适量食用能够保证大脑的供血，让你一整天都精神焕发，而且既营养又美味。不过一次不要吃得太多，核桃以3个为宜，花生与开心果每次10~15粒即可，且只选其中一样。

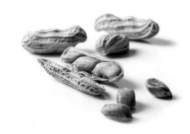

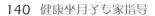

晚餐喝汤，不要吃沙拉

提起瘦身，新妈妈第一个想到的瘦身餐无非就是生菜沙拉了。生菜沙拉的确含热量较低，可能对瘦身有帮助，但大部分人是没有办法坚持下去的，因为生冷的东西不符合中国人的饮食习惯。

中国人的饮食习惯以煎、煮、炒、炸之类的热食为主，所以我们的文化让我们习惯吃到热腾腾的食物，如果吃生冷的食物好像就没有吃到东西，当然会因为缺乏饱足感使得瘦身过程困难重重而容易失败。

所以晚餐最好选择喝汤来瘦身，因为喝汤既能满足你的身体对营养的需求，热腾腾的食物还能让你有吃到一餐的感觉，不至于因为饥饿而摄入过多其他的食物。

✽ 喝汤瘦身的注意事项

1 肉类里的蛋白质因为含量高，摄取太多会增加热量，所以晚上做汤最好以大量的蔬菜为主，让你能吃饱又不用担心热量囤积的问题。

2 喝汤要注意选在饭前喝，饭前喝汤肠胃有一定的饱胀感，所以主食相对来说就吃得少了，同时营养也能得到满足，能真正达到健康瘦身的目的。

✽ 两款瘦身营养汤

● 蚕豆冬瓜豆腐汤

原料： 鲜豌豆 200 克，冬瓜 200 克，豆腐卷 100 克，金针菇 50 克，香菇 50 克。

调料： 盐、葱花、香油各适量。

做法：

1 鲜豌豆洗净；冬瓜洗净去皮切块；香菇洗净切块。

2 锅置火上，放油烧热，放入香菇翻炒，随后放入冬瓜、豌豆、豆腐卷和金针菇翻炒，然后倒入清水没过菜。

3 水煮开后，再煮 2 分钟关火，最后加入盐和香油，撒上葱花即可。

推荐理由：

非常清淡鲜美的汤，豌豆、豆腐营养丰富，冬瓜消脂瘦身，少油的健康烹调方式使这碗汤无比清爽，极利瘦身。

●海带冬瓜瘦肉汤

原料：带皮冬瓜 250 克，海带 50 克，瘦猪肉 100 克，陈皮 1 小块。

调料：盐适量。

做法：

1 冬瓜连皮洗净、切块；海带先泡水，将泥沙、杂质清洗干净后，切段备用。

2 瘦猪肉洗净切片，入沸水锅中氽烫去血水后备用。

3 锅中放入适量清水，放入以上所有材料，先用大火煮 10 分钟再转小火炖 2 小时，最后加盐调味即可。

> **推荐理由：**
>
> 冬瓜有瘦身功效，海带为海产食物，含丰富碘质及多种微量元素，有消除脂肪及胆固醇的功效，因此也有瘦身的效果。

＊ 晚餐少吃不饿的小妙招

1. 晚餐时间选在 18 点左右

晚餐最佳时间是 18 点左右，最晚不宜超过 20 点，21 点之后不要再吃任何固体食物。并且，晚餐后 4 小时内不要睡觉，以给胃充足的消化食物的时间。

2. 晚餐最多吃到八分饱

晚餐不可吃得太饱，以六七分饱为宜，最多吃到八分饱。晚上吃太多却没时间消耗，多余的热量会转变成脂肪堆积在体内，使人发胖，而且晚上吃得太饱，对睡眠也不好。

3. 晚餐要以清淡的食物为主

晚餐除了不宜吃得太饱外，还要以清淡的食物为主，注意选择脂肪少、易消化的食物。晚餐营养过剩，消耗不掉的脂肪就会在体内堆积，造成肥胖，影响健康。

4. 晚餐不宜缺少主食

我国传统饮食结构把谷物类作为主食。然而，如今的餐桌上主食的地位越来越被弱化。实际上，任何一餐都不能没有主食。晚餐的主食可以以稀食为主，如汤面、米粥等。

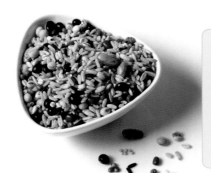

专家指导

新妈妈可在晚饭后出去散散步，以利于食物更快地消化，不会使脂肪囤积在体内。如果想达到明显的瘦身效果，可在饭后 1 个小时进行适当的体育锻炼，晚上是锻炼身体的最佳时间。需要注意的是，无论强度大或小的运动，都会使神经系统处于兴奋状态，所以，运动后过 1 小时再睡觉。

烹调小技巧帮助减少油脂摄入

1 把肉加调料煮到七成熟再切片炒，这样就不必为了炒肉单放一次油。等到其他原料半熟，再把肉片扔下去，不用额外加入油，一样很香。同时，肉里面的油在煮的时候又出来一部分，也能减少脂肪的摄入。

2 菜炒好之后在锅内先放两三分钟，让菜里的油流出来，然后再把菜盛盘。还可以先用少量的油炒，新妈妈把自己的那份先取出，再依家人的口味继续烹调，这样既可以保证新妈妈不摄入大量油脂，又能不影响家人的口感。

3 把煎炸改成烤制，用烤箱或不粘锅均可。特别是速冻调味肉块或鱼饼，用这种方式不影响口感，还可把脂肪降低到 8% 以下。

4 煲汤之后去掉上面的油。鸡、排骨、牛腩、骨头等炖煮之后都会出油，把表面的油撇出来，另放小碗中，就能在喝汤时少吃不少油脂。食用鸡肉、鸭肉的时候先去皮，也可以减少油脂的摄入。

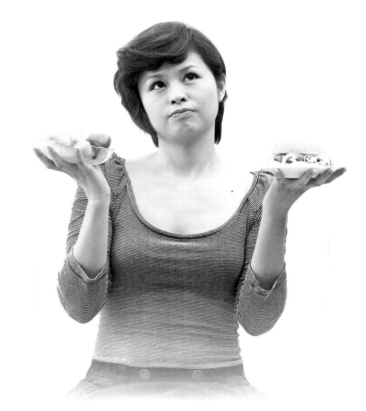

专家指导

除了烹调技巧可以帮助少摄入油脂，食用时按照正确的方法，也同样可以做到少摄入油脂，比如吃火锅的时候，尽量少吃饺子、丸子、豆皮等食物，或者先吃菜类、豆腐或瘦肉，然后再吃丸子、饺子等，不要喝火锅汤。

多做有氧运动

合理的运动有助于瘦身，其中有氧运动对燃烧脂肪的效果最好，不过，即使只是在日常生活中增加活动量也有消耗热量的效果！

＊ 有氧运动燃烧脂肪

有氧运动，是指人体在氧气充分供应的情况下进行的体育锻炼。是不是有氧运动，衡量的标准是心率。心率保持在150次/分钟的运动量为有氧运动，因为此时血液可以供给心肌足够的氧气。

有氧运动的特点是强度低、有节奏、不中断和持续时间长，所以比较适合产后恢复期的新妈妈。需要注意的是，有氧运动只有持续30分钟以上才会有效，且要注意在运动前进行热身，做一些伸展运动，不要太急着进入强度较大的运动中，以免发生抽筋等状况。运动结束后也不要急着休息，还需要做一些伸展运动，使身体逐渐放松。

常见的有氧运动项目有步行、快走、慢跑、滑冰、游泳、骑自行车、打太极拳、跳健身舞、跳绳、做韵律操等。

运动时每10分钟身体所消耗的热量 （千卡）

体重(kg) 运动项目	50	55	60	65	70
转呼啦圈	19	21	23	25	27
逛街购物	30	33	36	39	42
爬楼梯	48	53	58	63	68
遛狗	24	26	28	30	32
散步	22	24	26	28	30
拉筋运动	21	23	25	27	29
骑脚踏车	31	34	37	40	43
健走	38	42	46	49	53
有氧舞蹈	42	46	50	54	59
慢跑	78	85	94	97	100
溜直排轮	67	73	80	87	93
跳绳	75	82	89	97	104
蛙式游泳	99	108	118	128	138
自由式游泳	145	160	175	189	204

运动多久才能看到瘦身效果

一般在刚开始进行有氧运动时，消耗的大多是糖原，大约20分钟之后才会开始燃烧脂肪，且运动强度愈强，就会愈早开始燃烧脂肪。所以，要想达到瘦身的效果，至少需运动20分钟以上。但是，新妈妈运动1小时之后，又会转为消耗较多糖原，因此运动愈久并不代表燃脂效果愈好。

若是无法抽出完整的时间，也可以分次累积运动时间，例如一次10分钟或20分钟。分次累积做运动或是一次做1个小时运动所消耗的热量是相同的，但是后者会消耗掉较多的脂肪。比如走路是最简单的运动方式，多走路、不搭电梯改爬楼梯、以走路买午餐取代订外卖、饭后散步等方式都有助于消耗热量。只要在日常生活中利用时间多活动，一天下来也能累积可观的活动量。若想要消耗较多的热量，走路时可跨步快走，宽度约等于肩膀宽，速度为每分钟100~120步。

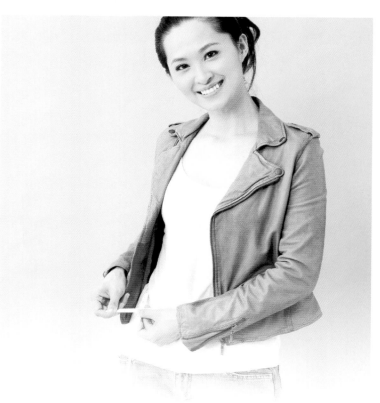

专家指导

最新的研究显示，一个星期至少要运动5天，每天运动1小时，且每分钟的心跳速度达到120以上较好，但若真的找不出时间进行系统的运动，就尽量抓住一切空闲时间随意动动，动总比不动好，千万别因为达不到这个目标就全盘放弃！

运动前后饮食得当有利于瘦身

＊运动前

新妈妈在运动前必须要进食一定量的食物，否则容易发生低血糖，对健康不利。如果新妈妈选择在早晨运动，建议早起30分钟为自己准备适合的早餐。

运动前的饮食应以高蛋白质的食物为主，这样可以帮助新妈妈在运动中消耗更多的脂肪。鸡蛋、脱脂牛奶、鱼、豆腐等都是蛋白质的上好来源。注意，在运动前和运动期间要避免含太多脂肪的食物，例如油条、汉堡、全脂牛奶等，因为脂肪消化较慢，会停留在胃中，造成肠胃不适。

＊运动后

运动后不用急着进食，可先让自己休息一下，待身体恢复正常后（运动后30分钟）再进食一些含高蛋白且容易消化的食物，如一个小馒头或是三四片吐司配一个煮熟的鸡蛋，分量不要太大，还可以喝少量的鲜榨果汁。运动后摄入热量总量为运动消耗的热量的一半，比如运动消耗600卡，运动后饮食的热量可以是300卡。

另外，要注意运动后不要吃高热量、低营养的食物，如炸鸡、汉堡等，这些食物含有大量的脂肪，在体内代谢后会产生大量的酸性代谢废物，导致身体"酸化"，反而更加容易使人疲劳。

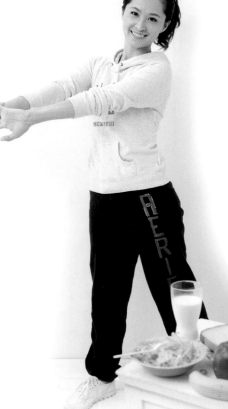

专家指导

有的人在剧烈运动后觉得吃些甜食或喝些糖水很舒服，就以为运动后多吃甜食有好处。其实运动后过多吃甜食会使体内的维生素 B_1 大量消耗，人就会感到倦怠、食欲不振等，影响体力的恢复。因此，剧烈运动后最好多吃一些含维生素 B_1 的食品，如蔬菜、动物肝脏、鸡蛋等。

运动时怎么科学饮水

运动过程中会不断地流失水分，新妈妈最好每隔 15~20 分钟注意补充一些水分，不要等有口渴感觉后再补充水分。

补水时间	补水量	注意事项
运动前 15~20 分钟	400~700 毫升	可分次饮用
运动中	每 15~30 分钟补充 100~300 毫升运动饮料或水	运动中最好采用含糖和无机盐的运动饮料来补充水分和电解质。因为在热环境下，运动饮料可以迅速地被组织吸收
运动后	及时补水	水分补充量应与汗液丢失量大体一致

专家指导

运动后不宜立即大量饮水，应采用"多次少饮"的方法喝水。

花样散步巧妙瘦身

＊慢速散步

一开始用慢速和中速行走，每次 10 分钟左右，然后逐渐增加运动时间到 30~60 分钟，每日 2~3 次。

散步最适宜在风景秀丽的地方进行，实在不行，小区的花园也是不错的选择。

＊快速步行

体力慢慢恢复后，可试着加大散步的力度，每次锻炼 30~60 分钟。步行时心率控制在每分钟 120 次以下。

＊定量步行法

可在平地和坡地上步行。有条件的话，在 30°的斜坡上步行 100 米，再逐渐换至坡度更陡的斜坡上行走 15 分钟，然后再在平地上行走 15 分钟。

＊瑜伽瘦身，减重又塑形

瑜伽可以瘦身，但瘦身不是练习瑜伽的终极目标。新妈妈产后身体难免会多多少少有些走形变样，如果只是一味地追求瘦身，那么即使目的达到了，拥有 S 形身材的梦也将变成空想。因此，在瘦身的同时，一定不要忘记塑形，瑜伽就是美体塑形最好的选择。

练习瑜伽后，新妈妈的体重可能会减轻，但是也有可能体重的数字不会改变，但是只要练习得当，并坚持下去，瑜伽一定能让你的身体吐故纳新、凹凸有致，在不知不觉中保持优雅紧致的身形、轻盈灵动的姿态。不管你是胖还是瘦，都能给你自然的身体、美丽的身体、年轻的身体。

＊练习前的准备工作

新妈妈在进行腹式呼吸前要注意，必须彻底打开窗户，将房间的浊气散出，让新鲜的空气进来。准备好垫子，穿上舒适、透气性好的衣服，最好是空腹。

如果坐在椅子上练习的话，椅子要坐满，身体的上下半身呈 90°角；大腿与小腿也

呈 90°角；两手自然垂下后，双掌置于腹部前协助肚子的胀与缩。

呼吸是瑜伽的重要组成部分，在瑜伽理论中，呼吸是联系生理和心理的桥梁，正常的呼吸是人身心健康的基础，也是瑜伽修炼的灵魂。所以，在练习瑜伽体式以前，新妈妈需学会正确的呼吸法，这里主要讲一下腹式呼吸法：

1 用鼻吸气，用口呼气。

2 呼吸要深长而缓慢，吸吐时尽量放慢，心情放轻松，心思只专注在吸与吐之间。

3 一呼一吸掌握在 15 秒钟左右。即深吸气（鼓起肚子）3~5 秒，屏息 1 秒，然后慢呼气（回缩肚子）3~5 秒，屏息 1 秒。

4 每次 5~15 分钟。做 30 分钟最好。

5 身体好的新妈妈，屏息时间可延长，呼吸节奏尽量放慢加深；身体差的新妈妈，可以不屏息，但气要吸足。每天练习 1~2 次，坐式、卧式、走式、跑式皆可，练到微热微

汗即可。腹部尽量做到鼓起缩回 50~100 次。

6 与动作结合进行时，呼吸的速度不宜太快，要与动作的速度基本一致，切忌憋气。

＊练习瑜伽瘦身的必知前提

新妈妈有计划地进行瑜伽锻炼才能让美体大计事半功倍，因此，新妈妈在满怀热情地开始这瑜伽美体之旅时，不妨先来了解一下，制订自己的美体瑜伽计划的必知前提，只

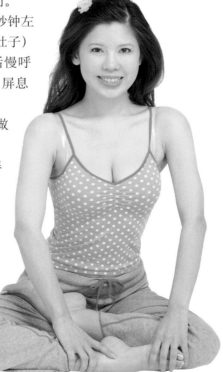

有了解了这些前提条件才能更好地制订出完美的美体计划。

1 瑜伽美体最少在 3 个月之后才会开始出现效果。就算起效很慢，也不要焦急，要耐心地观察自身的变化。但也有一些人 2 个星期，甚至 1 个星期就达到了预想的效果。越是单纯没有脾气的人，越是可以很快收到效果。

2 必须要有规律地进行，新妈妈可报一个瑜伽班，每周 3~5 次，固定的时间去练习。等到熟练后，也可自己在家练习。

3 最好是在空腹状态下进行。饭后需待 2~3 个小时才可进行。刚刚洗完澡也不宜进行瑜伽，而且做完瑜伽之后也不可以马上进行沐浴或者洗脸、洗头等活动。

4 练习的过程中如有不适感觉，需及时跟指导老师说明。

5 不要一边修炼一边和别人竞争或者拿别人来和自己比较。就像每个人都会有各自不同的性格一样，修炼的结果也会因人而异。就算自己的进度有所落后，也一定要随遇而安，不要过分逞强。

＊ 几个简单易行的瑜伽动作

● 手肘触膝式（瘦腹）

1. 平躺在床上，全身放松，调整呼吸。
2. 双脚并拢。
3. 双手抱头。
4. 吸气，头拉高，将右手肘碰左膝，吐气。
5. 换边再做，来回持续做 5~10 遍。

Tips：应注意要用力让手肘触到膝盖，腹部也因为使力而有酸痛感，如果体力充足，左右交互的速度最好快一些，效果会更好。

● 45° 姿势（瘦腹、腿）

1. 平躺在床上，深呼吸。
2. 将双脚并拢。
3. 双手抱头，肩背放松。
4. 吸气，将双脚举上来。
5. 吐气，双脚下降，离地 15°，来回数次，最后停留数秒。

Tips：这个动作看似简单，但要持续下去还是挺难的。虽然不容易，但效果很好，短短时间就可以看出成效。要注意，完成运动时，呼吸一定要调顺，否则会有喘不过气的感觉，至于腹部因用力而有强烈酸痛感，可缓慢进行。

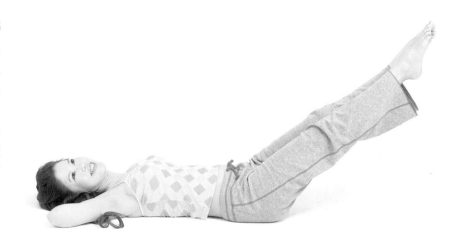

●踩单车式

1. 平躺在床上，调整呼吸。

2. 双手抱头，将双脚往上举。

3. 右脚弯曲，将右脚伸直。

4. 双脚以踩单车方式交替踩动。

5. 配合呼吸的平顺持续踩动，直至略感疲惫为止。

　　Tips：练习时一定要注意，双脚保持离地45°持续踩动，效果明显。对于消除腹部赘肉、强化腰腹肌力，以及美化腿部线条都有利。需要注意的是，为了保持腰部，最好在腰部垫毛巾有效保持腰椎，如果练习时，出现不适感觉，如胸闷、头昏、头痛等，应立即停止。

●侧弓式

1. 平躺在床上，深呼吸。

2. 向右侧倒，右脚弯曲，右手撑住头部，左手掌心置于地。

3. 吸气，用左手抓左脚板，用力向上方推开，如同弓箭状，停留数秒。

4. 平躺回来，之后换边再做。

5. 吸气，将右腿提高，停留数秒。

　　Tips：这个动作对于纤细腰围很有帮助，也能消除大腿和手臂的赘肉，强化产后的虚弱体力，增强免疫力。练习时要注意，脚用力向上弓高时，手要抓紧脚板，千万不要滑开，尽量用力，直到腿部、腰部有轻微酸痛感为止。

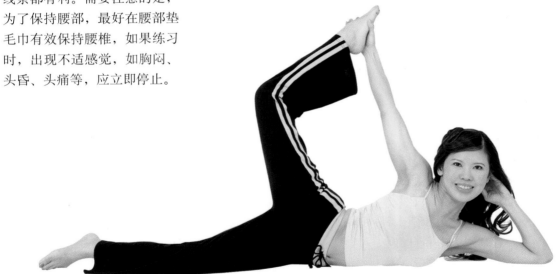

专家指导

　　可以的话，讲电话时把一只手放在肚子前面帮助肚子收缩，慢慢养成由腹部发音的习惯。每天只要想到这件事，不管是在开会、休息或是等公交车……任何时间，都可以试着练习。

时尚 SPA，瘦身又减压

除了靠自己瘦身外，新妈妈还可借助外力，让产后瘦身计划更加得心应手，例如越来越流行的 SPA 疗法就是可以运用的方法之一。对于很多都市女性，闲暇之时做做 SPA 不仅可以缓解压力，还能为产后塑身之旅添加一些乐趣，而不只是痛苦挨饿与挥汗运动而已。而且，据专业人士建议，在坐完月子之后，就是进行 SPA 美身的最佳时机了。

新妈妈可在月子结束后去养生馆办一张 SPA 会员卡，然后定期去做疗程，可向美疗师说明自己是刚生产完的新妈妈，以便美疗师掌握正常的方法来有针对性地安排新妈妈的美疗课程。

当然，不是每位新妈妈都有足够的时间，以及充实的经济能力可以经常进行 SPA 疗程，那么，我们也可以学会如何在家 DIY，让瘦身计划更能有效进行。

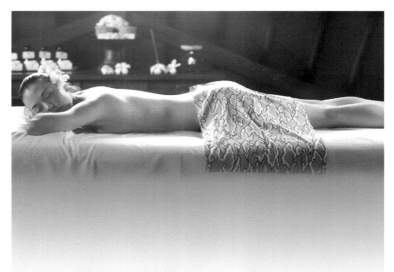

1 橘皮组织：选择用葡萄子萃取的基底油 15 毫升，加上杜松子、天竺葵 10 滴，以画圈圈的按摩方式，强化局部肥胖部位与体内的代谢功能，消除身体肿胀与橘皮组织。

2 局部肥胖：基底油加上甜橙、辣薄荷、葡萄柚等精油，可加强淋巴循环，帮助局部的脂肪代谢燃烧。

3 下肢水肿：基底油加上丝柏、柠檬等精油，按摩小腿与脚底，可以舒缓水肿的困扰。

4 静脉曲张：居家使用的植物性配方乳液，再加上迷迭香、薰衣草、柠檬等精油，经常涂抹按摩患处，可缓解症状。

专家指导

新妈妈不能过于大意，不要以为只要做做 SPA 就可以瘦身成功，配合饮食控制与运动还是必须的。

粗盐泡澡，不知不觉中瘦身

　　用没有经过人工改造的天然粗盐泡澡，就能在不知不觉中瘦身，这是许多日本女人的美体秘诀。它可以使体内的废物快速排出，另外泡澡时会有许多矿物质附着在皮肤上，增加保温效果，使身体温暖起来，增加血液循环与新陈代谢，除了减轻体重，它还对头痛、怕冷、肩酸有疗效。

　　如果新妈妈是一个不喜欢运动的懒人，想到每天要走路或运动就累；也或者新妈妈常常白天忙得喘气的时间都没有，连睡觉都抽不出时间来，更别提抽出时间来运动瘦身了，那么，对于多余的脂肪与赘肉，新妈妈可以运用泡澡的方式来帮助去脂。

* 泡澡粗盐哪里买

　　粗盐买市面上 500 克十几元的即可，或是买有香味一罐 100 元多的，不需用所谓的"塑身盐"。

* 粗盐泡澡步骤

1 将 2 匙左右的粗盐加入 40℃的温水中拌匀。

2 在浴缸中约泡 5 分钟，就要离开浴缸约 30 秒，这样反复 2~3 次。

3 用沐浴乳全身清洁一遍，包括头发也要洗。

* 粗盐洗澡的正确手法

1 先用一般肥皂清洗全身，冲水至身体发热，身体发热可加速血液循环并避免等一下按摩时因体温下降而起疙瘩，毛孔收缩。

2 用粗盐于腿部由下方往上以打圆圈方式按摩至盐完全融解，整个过程不可过于用力，否则会刮伤皮肤，然后冲水至身体发热。

3 用瘦身皂同 2 按摩 5 分钟以上。

4 擦干身体后，上紧身霜按摩至完全吸收。紧身霜依吸收快慢分两种，一种号称是不需按摩的，通常这种紧身霜属液状或膏状，较易吸收；另一种则为需按摩 3~5 分钟的，这类紧身霜常为油膏状，吸收时间较长。有的女性会给身体肌肤涂上蜂蜜水，这也是一个不错的方法，不过记得蜂蜜水一定要淡。

5 出浴后，做紧身操，双脚前后、侧抬各 50 下。

* 粗盐泡澡的注意事项

1 使身体发热不是要拼命烫自己的身体，否则有在浴室内晕倒的危险。

2 不论盐或瘦身皂或紧身霜都是适量即可，用得太多是不会让你的赘肉快速瘦下去的，只会让你的钱包快速瘦下去。

3 还在进行节食的人最好先别试，因为节食期间体力较不足也易头晕，不太适合洗较高温度的热水澡。

4 太饿、太饱、酒后都不要泡澡。太饿泡澡，会有血糖降低而休克的危险；太饱泡澡，会影响你的消化功能。

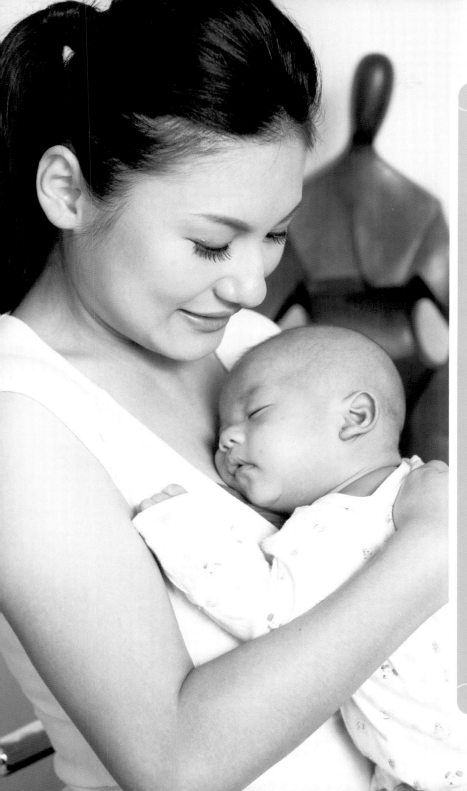

第 *10* 章

新生儿养育

第1周的宝宝

性别	体重（千克）	身高（厘米）	坐高（厘米）	头围（厘米）	胸围（厘米）
男宝宝	2.9~3.8	48.2~52.8	33.00	32.00	32.08
女宝宝	2.7~3.6	47.7~52.0	32.00	33.05	32.07

现在，新生宝宝的身高一般都高于47厘米，坐高则在33厘米左右。新生儿的体重一般在2500~4000克之间，如果不足2500克，属于未成熟儿；若大于4000克则为超重，是巨大儿。未成熟儿与巨大儿均需要给予特别的关照与护理。

宝宝出生2~4天时，有时会发生体重下降的现象，这是因为宝宝排出胎便损失水分而奶水吸收相对较少造成的，在7天以后，体重就会恢复到出生时的分量。

在本周，宝宝的视力很弱，对周围事物几乎都是视而不见的，这种状况大约要持续到1周结束。宝宝的听觉灵敏度也不高，所以正在酣睡的宝宝只有听到很大的声音时，才会突然惊醒啼哭。不过，宝宝的味觉发育已经比较完善，尤其喜欢甜味。

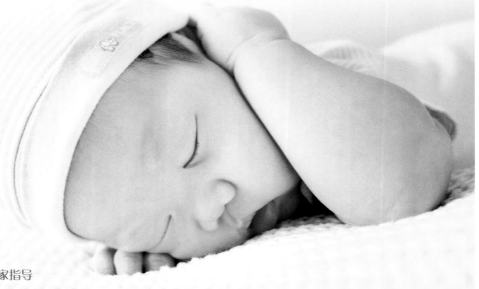

第 2~4 周的宝宝

性别	体重（千克）	身高（厘米）	坐高（厘米）	头围（厘米）	胸围（厘米）
男宝宝	3.6~5.0 千克	52.1~57.0 厘米	37.94 厘米	38.43 厘米	37.88 厘米
女宝宝	3.4~4.5 千克	51.2~55.8 厘米	37.35 厘米	37.56 厘米	37.00 厘米

经过出生后第 1 周的调整，宝宝快速适应了这个新鲜的世界，他的体重停止下降，回复到出生时的分量。之后，体重与身高，都会有爆发性的增长，体重每天都会增加 20~30 克，每周增加 200~250 克，身高每天都有 1~2 毫米的进展。这种状况会一直持续到出生后 6 周。

宝宝的视觉也有了较大的发展，不过视力仍然较弱，4 周大的宝宝的视力范围大约为正前方 3 米，可视范围约为 90° 角。此期，宝宝的眼睛已经开始注意他能看到的事物，不过注意力维持时间较短，只有几秒。当有物体急速移动到宝宝眼前的时候，他会做出眨眼睛的反射动作。宝宝的听觉进步也较大，听力可以集中而且会主动捕捉声音的来源，已经能分辨出妈妈的声音。

细心的妈妈可能已经发现，宝宝的触觉开始变得敏感。如果大人给宝宝用粗糙的衣服或尿布，他会烦躁不安，甚至哭闹。另外，宝宝的味觉在本周进步也较大，能分辨出不同的味道，并且喜欢自己熟悉的味道，如一直吃母乳的宝宝不喜欢吃奶粉，而一直吃奶粉的宝宝也很难接受母乳。

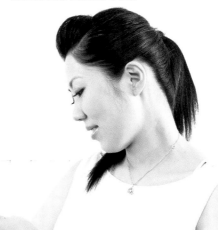

专家指导

新妈妈要跟宝宝多交流，宝宝可能还不能对你的行为作出反应，但他可以感觉到。经常跟宝宝交流可以让宝宝情绪稳定、安静，对宝宝将来的性格发展也有积极作用。

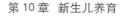

尽量让新生儿吃到初乳

妈妈在产后3~4天开始分泌乳汁，产后4~5天分泌的乳汁叫做初乳，产后6~10天的乳汁是过渡乳，产后11天~9个月的乳汁是常乳，产后10个月以后的乳汁是晚乳。新妈妈的初乳量较少，颜色发黄，有腥臭味，因此观感较差，但是初乳的营养价值很高，千万不要让宝宝错过初乳。

初乳中的盐类如磷酸钙、氯化钙，微量元素如铜、铁、锌等矿物质的含量显著高于常乳，锌的含量尤其高，是正常血锌浓度的4~7倍。

初乳中维生素含量也显著高于常乳，尤其初乳中的维生素B_2有时较常乳中含量高出3~4倍，另外妈妈的初乳中还含有β-胡萝卜素。

＊尽早给宝宝吃母乳

妈妈要尽早给宝宝哺乳，一般在产后20~30分钟，就可以开始第一次哺乳，虽然此时乳汁较少，有的妈妈甚至没有奶水，但这少量的初乳中含有大量珍贵的营养物质，对宝宝的健康很有益；对此时完全没奶的妈妈来说，宝宝吮吸时，会给乳腺比较强烈的刺激，从而促进乳汁分泌，这也是为以后的哺乳打基础。

专家指导

母体和母乳给宝宝提供了很多抗体，但这些抗体在宝宝体内存留的时间不长，一般为2~3个月，最长的也不超过6个月，因此妈妈需要按时给宝宝接种疫苗。目前宝宝可以通过疫苗预防的疾病有肺结核、肺炎、流感、小儿麻痹症、风疹、乙肝等。

不宜给新生儿喂母乳时怎么办

有些新妈妈不适宜给宝宝喂母乳，尤其当新妈妈患有一些疾病，哺乳有可能威胁新妈妈健康或宝宝健康时，建议新妈妈不要母乳喂养，可以选择适合宝宝的奶粉进行人工喂养。

1 新妈妈如果确定不能哺乳，要尽快使自己的乳汁退回，可以服用大量雌激素如乙烯雌酚，抑制泌乳素作用，使乳汁退回。

2 如果新妈妈所患的疾病经过短时间治疗可以痊愈并重新开始哺乳，可以在治疗期间用吸奶器等工具将乳汁吸出，以免回乳。

3 不能哺乳的新妈妈可以给宝宝选择配方奶粉进行人工喂养。

专家指导

给新生宝宝选购奶粉时，以乳清蛋白和酪蛋白比例为60：40的为佳，这样的奶粉接近母乳，并容易被宝宝消化吸收。另外，爸爸妈妈最好到大型超市、母婴专门店等正规地方选购配方奶粉，这些地方信誉较好，有问题可追溯。品牌方面，最好选择历史较悠久、口碑较好的。

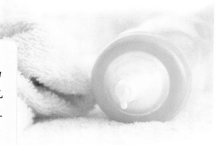

新生儿不肯吃母乳的应对方法

宝宝有时候会出现不肯吃母乳的情形，不肯吃母乳的宝宝有可能是身体不舒服，也有可能是妈妈的哺乳方法不对，妈妈只要仔细观察，就可发现其中原因，然后认真应对即可。

✳ 宝宝情绪不佳不肯吃母乳

有时候宝宝并不是真的不吃母乳，只是他情绪不好，妈妈只要安抚得当，哺乳就可顺利进行。

1 如果宝宝在哺乳刚开始时还没有含住妈妈乳头就开始啼哭，这有可能是宝宝找不到乳头，心急而哭，而不是不愿意吃母乳。这时候妈妈要耐心引导辅助宝宝，让他找到乳头，他就会停止啼哭，开始吮吸。

2 有的宝宝性格比较急躁，在找不到妈妈乳头时，就会发火生气，不肯吃母乳。这时候，妈妈不必强求，只要把宝宝抱起来安抚一会儿再喂即可。

所以，宝宝不吃母乳的时候，建议妈妈多作尝试，不要立即放弃。

＊宝宝身体不适时拒绝吃母乳应对法

宝宝有时候身体不适，如果吮吸母乳，会更加不舒服，这时候宝宝就会拒绝哺乳，需要妈妈先缓解他的不适才行。

1 宝宝鼻塞：宝宝如果鼻塞，在吮吸乳汁时呼吸容易受阻，从而拒绝哺乳。如果出现这种情况，妈妈可以用吸鼻器帮宝宝清理一下鼻孔中的异物，清理干净之后，宝宝就会积极吃奶了。

2 宝宝患有口腔疾病：宝宝如果口腔内有破损，如口腔溃疡，吮吸乳汁时会感觉疼痛，就会拒绝哺乳，这时妈妈需要先帮宝宝治好口腔疾病。治疗期间，新妈妈可以挤出乳汁，用奶瓶或杯子喂给宝宝。

3 有的宝宝早产，尚不具备自己吃母乳的能力，妈妈可以把乳汁挤出来用小勺喂给宝宝，等他有吸奶的能力了，就会自己吮吸。

4 有的宝宝出生时，有唇腭裂的情况，因而宝宝不能自己吮吸母乳，需要妈妈挤出母乳用小勺喂给宝宝。

另外，宝宝如果出现黄疸、呕吐、腹泻、嗜睡等症状并且不肯吃母乳时，妈妈要及时带宝宝看医生。

＊其他原因不肯吃母乳时应对法

除了上述原因，还有一些容易导致宝宝不吃母乳的因素，如下：

1 乳汁太冲：如果妈妈乳汁太冲，宝宝有可能在吮吸第一口时就被奶水呛到，宝宝为了避免再次被呛，就会拒绝吃奶。遇到这种情况，妈妈可以先让乳汁流出少许后再让宝

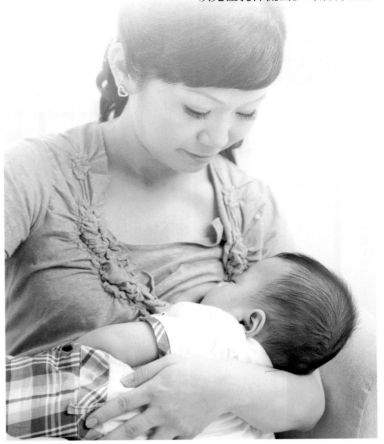

宝吮吸。另外，躺着哺乳可以减慢乳汁流出的速度，不容易呛到宝宝，乳汁太冲的妈妈可以尝试这种方法。

2 母乳喂养停滞较长时间：有时候妈妈因为特殊的原因，如用药，必须停止母乳喂养一段时间，这期间改用奶瓶和奶粉。在母乳喂养重新开始时，宝宝因为对奶头和奶粉味道已经习惯，有时会拒绝母乳。这时候，妈妈需要耐心地重新培养宝宝对妈妈乳头及乳汁的感觉，可以在哺乳时多次将乳头放到宝宝口中，慢慢地，宝宝就会适应并重新开始吃母乳。

3 妈妈没有按照宝宝的需要进行哺喂：有的宝宝需要按需哺乳，妈妈如果忽视宝宝的需要，对哺乳的限定比较严格——定时哺乳且哺乳时间长短一定，长期下去，宝宝会有强烈的挫败感，从而不肯吃母乳。对于这样的宝宝，哺乳应该是按需进行，建议妈妈不要进行严格的时间限制。

另外，妈妈的乳汁不足、身体有异味（如经期、出汗等）或搂抱宝宝的姿势不对，也会让宝宝拒绝母乳，这些情况需要妈妈慢慢总结发现，并加以改善。

＊ 新生儿每天需要喂几次，喂多少

每个宝宝都有各自的需求，妈妈每天给宝宝喂奶的次数和数量需要根据宝宝的需求进行调整。喂养宝宝可以按需，也可以按时，妈妈可以根据自身的实际情况决定。

＊ 3~4 小时喂 1 次奶

新生宝宝的胃大概每 3 个小时就会排空 1 次，因此一般每隔 3~4 个小时喂 1 次奶即可。但有的宝宝胃容量较小，或者消化较快，每隔约 2 个小时胃就会排空，这时妈妈最好满足宝宝的需求，不必一定要等到 3 个小时才喂。有的宝宝胃容量较大，或消化速度较慢，2 次喂奶间隔时间较长，但不宜超过 4 小时。如果宝宝超过 4 个小时还在睡觉，妈妈要叫醒宝宝并给他哺乳。

＊ 每次喂 40~50 毫升奶

妈妈对宝宝的吃奶量不要强求，因为不同的宝宝的需要量也是不同的，有的新生宝宝刚开始时每次吃 20~30 毫升，到满月时达到 50 毫升左右，而有的宝宝在刚出生时，每顿需要 50~60 毫升的乳汁，满月时则涨到 80 毫升左右。但大多数的宝宝一般都维持在每顿 40~50 毫升。妈妈只需要多观察宝宝的反应，只要睡眠正常，大便正常，体重增加稳定，就说明没有问题。

专家指导

宝宝所有的需求都通过啼哭表达，因此有时候哭不代表饿，妈妈需要判断宝宝哭是饿了还是有其他需求。当无法判断宝宝是否饥饿时，可以用手指抚触宝宝嘴角，如果宝宝有反应，并追寻手指，就说明宝宝饿了。

哺乳的正确姿势和手法

新妈妈还需要学习正确的哺乳姿势，如果哺乳姿势不正确，不但会伤到自己的乳房，也有可能让宝宝不舒服，妈妈可以参照下文的内容，慢慢揣摩，找到适合自己的方式。

✽ 妈妈哺乳的正确姿势

哺乳时，妈妈可以坐在或躺在床上，也可以坐在合适的凳子或椅子上。采用坐姿哺乳时，妈妈要先抱起宝宝，正确的抱宝宝方式是：妈妈的一只胳膊撑起宝宝的后背及头部，让宝宝的头正好枕在自己的臂弯处，脸正对着妈妈的乳房，另一只手托住宝宝的臀部及腿部，让宝宝的腹部贴着妈妈的腹部，胸部贴着妈妈的胸部。然后妈妈双手托起宝宝靠近自己乳房，让宝宝含住妈妈乳头。另外，妈妈长时间地抱着宝宝哺乳，手臂很容易累，这时可以在腿下垫一些东西来抬高腿部，帮助手臂托起宝宝（如果坐在椅子上哺乳，可以在脚底踩一只小凳子）。

妈妈采用卧姿给宝宝哺乳时，可以半俯卧在床上，让宝宝仰躺着，头枕着妈妈的臂弯处，脸对着妈妈胸部，妈妈伏低上身将乳头送入宝宝口中即可。但是在宝宝未满3个月前，最好不要采用这种方式，因为妈妈哺乳时容易打瞌睡，如果乳房堵住宝宝的口鼻而妈妈不知道，宝宝又无力避让，很可能使宝宝窒息。

另外，妈妈在把乳房送到宝宝的口中时，不要用手牵拉乳头，而是要把手握成 C 形，从乳房下方托住整个乳房，并送到宝宝口边。

✽ 宝宝含乳的正确姿势

宝宝吃奶时，如果只含住乳头，是吸不到乳汁的，而是要把乳晕及乳头全部含入口中才行，因此妈妈哺乳时，尽量让宝宝的口和下巴紧贴妈妈的乳房，这样宝宝就会主动把整个乳晕都含在口中。宝宝正确的含乳方式可以刺激妈妈的乳腺泌乳，也可以避免乳头发生皲裂。另外，妈妈在哺乳时，不要让乳房压住宝宝的鼻子，如果压住了，妈妈可以轻轻地把乳房向里按得凹陷一点，给宝宝留出呼吸空间。

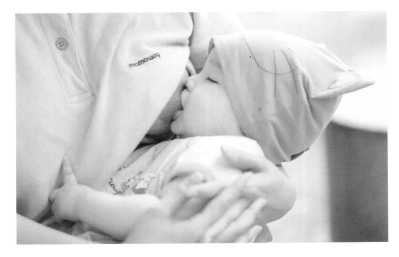

＊哺乳过后，竖抱宝宝

宝宝吃饱以后，妈妈不要立即把他放在床上，这样宝宝容易溢乳，最好把宝宝竖着抱起来，让宝宝的头趴在妈妈的肩膀上，然后轻轻拍打宝宝的背部，帮助宝宝打嗝，这样宝宝就会把吃奶时吃进肚子里的空气排出来，再睡下就不容易打嗝了。

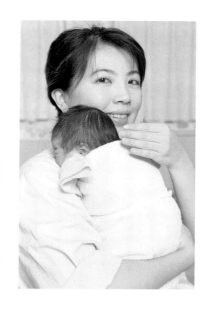

专家指导

妈妈在哺乳时，最好不要看电视，一方面，电视的声音和光线会影响宝宝的听觉和视觉发育；另一方面，妈妈在哺乳时看电视，就会减少与宝宝的交流，容易影响妈妈与宝宝的感情发展。

新生儿吐奶、溢奶怎么办

人的胃有两个开口，一个是贲门，与食道连接；另一个是幽门，与肠道连接。新生宝宝的贲门较松弛，而幽门关闭较紧，同时新生宝宝的胃是水平状的，所以容易发生吐奶或溢奶的情况，这种情况一般等宝宝长到6~8个月之后会自行消失。

＊宝宝吐奶与溢奶的区别

宝宝吐奶与溢奶的原因不同，表现形式也不同：

1 宝宝在吃奶时，会把一些空气吸到胃里，这些空气在宝宝吃完后需要从胃里溢出，空气溢出的同时，带了一些奶水出来，就形成了溢奶。溢奶时，奶水是自然从宝宝口中流出的，宝宝没有痛苦表情，

且一般在哺乳过后吐一两口就没事了。

2 宝宝吐奶不同于溢奶，吐奶是因为宝宝肠胃功能较弱，在胃里的食物无法顺利进入肠道，转而从宝宝口里流出来形成的。吐奶一般发生在喂奶后半个小时，吐奶时，宝宝会出现呕吐的痛苦表情，食物

呈喷射状吐出。

＊宝宝吐奶、溢奶的处理方法

宝宝溢奶是一种生理性的反应，妈妈无须紧张，只要每次哺乳后，将宝宝竖直抱起轻拍背部，帮他打几个嗝出来，将胃里的空气排出，溢奶就会

减少。如果打完嗝宝宝还会溢奶，就让他俯卧一会儿，不过俯卧的时候，妈妈一定要守在宝宝身边，以免宝宝窒息。

宝宝如果发生吐奶，量多且频繁，妈妈要观察他有没有其他症状。如果宝宝精神愉快，且体重、身高都增长正常，就不必担心，但是如果宝宝同时有精神萎靡、食欲缺乏、发热、咳嗽等症状，且体重、身高都增长缓慢，妈妈要及时带宝宝就医。

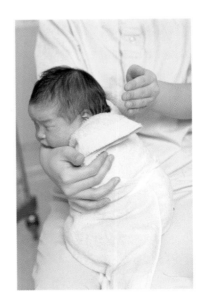

专家指导

新生宝宝的胃比较特殊，吃到胃里的食物比较容易回流，经常会发生溢奶或吐奶的情况。宝宝溢奶或吐奶大多数都是正常的，只要体重增长正常，精神良好，妈妈就不必太过担忧。

如何判断新生儿有没有吃饱

宝宝如果吃不饱，睡眠、健康都会受影响，体重和身高的增长往往不尽如人意，因此妈妈要尽量每次都让宝宝吃饱，宝宝有没有吃饱可以从以下3方面观察出来：

＊观察宝宝吃奶时的表现

宝宝吃奶时，一般吮吸2~3口，就会吞咽1次，如果吞咽的时间超过10分钟，一般都可以吃饱。有的妈妈用宝宝吃奶时间长短来判断，其实这是不准确的，有的宝宝吃奶慢，虽然吃奶时间较长，但是吞咽时间不足，还是吃不饱。

＊看宝宝的精神状态

宝宝如果吃饱了，会表现出满足、愉悦的神情，有时候还会不自觉地微笑，每次的睡眠时间也比较长。如果宝宝每次睡眠时间较短，睡眠不踏实，而且经常哭闹，很有可能是没吃饱。

＊看宝宝的生理状态

宝宝如果吃饱了，每天会排大便3~4次，颜色呈金黄色（奶粉喂养的宝宝大便呈淡黄色），有的宝宝大便次数较少，但只要颜色正常即可。宝宝如果吃不饱，大便就会呈绿色（这里不是指胎便的情况），而且小便量和次数都较少（正常情况下每天的小便次数在10~15次之间）。

如何让新生儿母乳、奶粉都爱吃

混合喂养的妈妈经常会碰到一个问题，就是宝宝要么只吃母乳，不肯吃奶粉；要么只吃奶粉，不肯吃母乳。如果出现了类似情况，妈妈可以参照以下方法来调整：

＊宝宝只吃母乳不吃奶粉时

宝宝如果只肯吃母乳，不肯吃奶粉，妈妈要先看一下：宝宝是不喜欢奶粉的味道，还是不喜欢奶头的触感，然后再具体调整。如果母乳装在奶瓶里，宝宝喜欢吃，说明宝宝是不喜欢奶粉的味道，妈妈可以为宝宝换一种味道接近母乳的奶粉。如果奶粉调好放在杯子里或小勺子里，宝宝愿意吃，说明宝宝是不喜欢奶头的触感，妈妈可以给宝宝换一种较柔软、接近妈妈乳头触感的奶头再试试，或者在喂奶前，用热水烫一下奶头，使之软化并接近妈妈乳头的触感，如果宝宝还是不肯接受，妈妈可以继续用小勺子喂宝宝。

＊宝宝只吃奶粉不吃母乳时

有的宝宝在吃过奶粉以后就不再愿意吃母乳，这也可能有两个原因，一是奶粉味道香浓，甜度较大，宝宝喜欢这种奶粉，就开始拒绝不太香浓的母乳；另一个是奶头的出奶孔较大，宝宝不需要费很大力就可以吃饱，从而拒绝要费很大力气才能吃饱的母乳。妈妈这时候可以通过选择甜度较低，味道接近母乳的奶粉来调整宝宝的口味偏好，也可以适当购买出奶孔较小的奶头，让宝宝吃奶时适当出些力，使宝宝吃奶粉时的感觉与吃母乳时的感觉相似。

总之，奶粉和母乳味道越接近，奶头和妈妈乳头越相似，宝宝就越容易奶粉、母乳二者都接受。

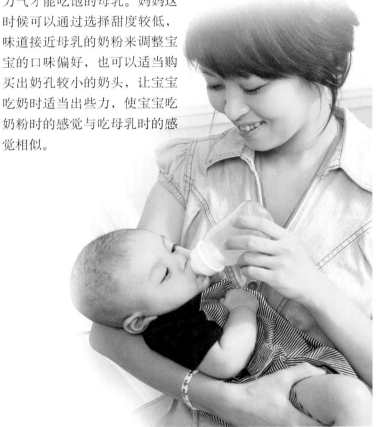

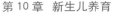

＊混合喂养的宝宝每日喂奶安排

混合喂养的宝宝母乳和奶粉都需要吃，但怎么吃、吃多少，也有一定讲究，妈妈可以把以下两点作为参照：

1.以母乳喂养为主，结合配方奶粉

在混合喂养时，建议妈妈最好以母乳为主，多喂母乳。母乳是越喂越多的，如果一味地增加喂奶粉的次数，有可能使母乳越来越少。另外，在夜间给宝宝喂奶时，最好选择母乳，因为妈妈在夜间休息时，母乳分泌量较大，基本上可以满足宝宝的需求，这样也可以避免妈妈起床冲奶粉太劳累。还有，如果宝宝只是体重增长不理想，而不是每顿都吃不饱，妈妈可以每天添加1~2次奶粉；如果宝宝每顿都吃不饱，妈妈可以在两顿母乳之间的一顿，用奶粉代替。如果妈妈是因为上班，而不得不采取混合喂养的方式，那么可以在出门前和回家后，给宝宝喂母乳，其他时间用奶粉代替。

2.每日喂奶安排

如果每天只需添加一次奶粉，可以在吃母乳3顿以后喂一次奶粉，也即每天的下午3～5点可以吃1次奶粉，接下来继续喂母乳；如果每天需要添加2次以上奶粉，最好在2次母乳之间喂1次奶粉。喂奶粉的量，妈妈可以通过观察宝宝吃完奶粉时的表现来确定，如果这次100毫升奶粉，宝宝吃完后仍不满足，下次需要多冲20毫升，如果剩下了，下次可以适当少冲点。另外，有些妈妈混合喂养时，会每顿都是母乳与奶粉一起喂，母乳不够时，就冲奶粉加以补充，这种做法是我们不提倡的，因为宝宝在同一次进餐中，吃入了两种食物，不容易消化，会影响宝宝吸收。建议妈妈最好是一顿纯母乳，一顿纯奶粉。

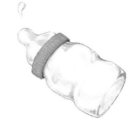

专家指导

有些宝宝对奶粉过敏，会出现面色潮红或苍白、大声哭闹、腹泻的症状，如果有这种情况，妈妈可先停止奶粉2周，并用奶糕粉或米粉喂养宝宝。2周后，再试用奶粉，第一次少量试用约10毫升，如果没有不良反应或反应轻微，3天后，再试用15毫升，以后每隔3天增加5~10毫升试用1次，直至宝宝适应了奶粉即可用奶粉喂养了。但具体情况，妈妈要咨询医生，以免过敏严重，影响宝宝健康。

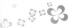

人工喂养的新生儿每日喂养安排

不同的宝宝消化功能和胃口不同，对喂养的需求也就不同，妈妈可以根据宝宝的具体情况进行喂养。

＊每天喂奶时间安排

新生宝宝大概每 2 个小时就需要喂 1 次奶，在晚上可以 4 个小时喂 1 次。每次喂奶的量可用宝宝的体重计算得知，每 1 千克体重，每天需要 100~200 毫升奶，由此可知，一个 3 千克的宝宝每天需要的奶量约是 450 毫升，即每顿 60~70 毫升。这是一个平均的值，妈妈可以根据宝宝吃完奶之后的表现适当调整。

＊每 2 顿奶之间给宝宝喂点水

宝宝在消化吸收奶粉中的蛋白质、碳水化合物、矿物质时，消耗了大量水分，因此妈妈要记得给宝宝补水，不然，不但宝宝的肾脏负担会加重，还容易发生便秘。而且，给宝宝补水的时间也有讲究，最好定在两顿奶之间，不过可以在宝宝喝完奶之后少喂一点水清洁口腔，但是最好不要喂奶前喂水，因为喂奶前喂水会影响宝宝的食欲。此外，给宝宝喂水时，每次喂大约 50 毫升即可。

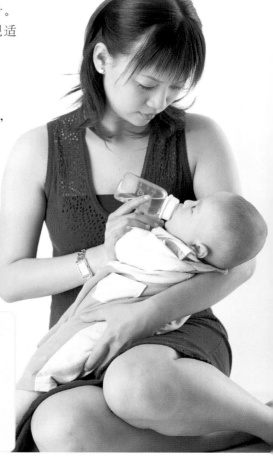

专家指导

给宝宝喝的水最好是白开水，白开水有利于平衡宝宝体内电解质。但是有的宝宝不肯喝白开水，如果这样，妈妈可以在水里加点葡萄糖，但是不可过甜，以大人感觉不到甜，甜味隐隐约约为准。

奶瓶的清洗和消毒方法

　　给宝宝喂奶的奶瓶上如果残留奶液，容易滋生细菌，因此建议妈妈每次给宝宝喂完奶后都要清洗奶瓶，并且每天给奶瓶消一次毒。

＊清洗奶瓶的用具和方法

　　清洗奶瓶前，妈妈需要准备合适的用具：奶瓶刷2支（一大一小），奶瓶清洁剂1支。

　　清洗奶瓶时，先倒掉奶瓶中的残奶，再冲入清水，并加入清洁剂适量（按照清洁剂上的说明确定）。然后用大奶瓶刷在瓶壁、瓶底及瓶颈部上下或旋转多刷几次，以上部位刷干净后，再用小奶瓶刷将奶瓶口的螺纹刷干净，奶瓶盖也不要忘记。然后重点清洁一下奶嘴，清洁奶嘴时，先刷奶嘴里面，刷里面时，可以把奶嘴翻过来，仔细刷，最后清理一下出奶孔（出奶孔的周围比较薄，小心不要弄破）。奶嘴里面清洁好后，再翻过来，清洁外面。

　　将奶瓶洗干净后，用清水里里外外冲洗几次，放在干净的地方倒扣晾干即可。

＊奶瓶消毒方法

　　妈妈给奶瓶消毒时，可以用水煮法，也可以用蒸汽法。如果用水煮法，可以准备一个专用的锅，放入适量的水，水能盖过奶瓶即可，煮开之后，把奶瓶、瓶盖、奶嘴分离后一起放入锅中，焖煮3~5分钟。如果用蒸汽法，可以在锅里放一只专用笼屉，等水开后，把奶瓶、奶嘴、瓶盖分离后放入笼屉蒸5~7分钟即可。

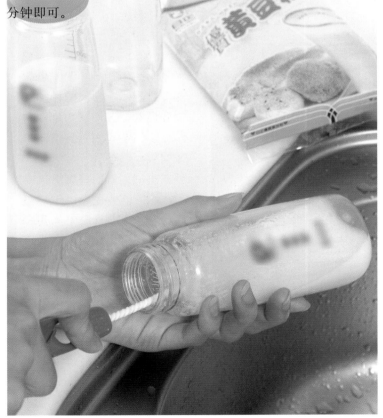

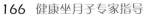

抱新生儿的正确方法

新生宝宝的身体柔软娇嫩，尤其头颈部力量非常小，妈妈在抱宝宝的时候需要格外小心。

* 妈妈要多抱抱宝宝

妈妈要多抱抱宝宝，如果经常让宝宝在床上躺着，不利于宝宝的骨骼正常发育，同时容易让宝宝有孤独、被遗弃的感觉。妈妈抱宝宝的过程，也是宝宝感受妈妈关爱的过程，在妈妈的怀里，宝宝能感受到他熟悉的心跳声、熟悉的气味和身体的温度，会有安全感，并且对妈妈的信赖感会逐渐加深。而且一般情况下，妈妈在抱着宝宝的时候，与宝宝的交流比较多，这样也有利于宝宝的大脑发育。不过，妈妈也不能经常抱着宝宝，尤其不要抱着宝宝睡觉，因为太长时间的搂抱，也会让宝宝不舒服，并且影响他的心智发育。

* 抱宝宝的正确方法

1 可以横着抱宝宝。横着抱时，妈妈可以从宝宝身体靠近妈妈的一侧，把一只胳膊插入宝宝身下，撑起宝宝的头颈部及后背，让宝宝的头枕着你的臂弯，后背躺在你的前臂上，另一只手从外侧托起宝宝的臀部和腿部，与身体一起夹住宝宝的整个下肢，并使头部高出臀部10厘米。这样抱，能比较好地支撑宝宝的头部和身体，宝宝会有安全感。未满月的宝宝一般都可以采取这种方式抱。

2 可以竖直抱宝宝。竖直抱时，妈妈可以先用一只手夹住宝宝的头颈部，手臂衬着宝宝的后背，然后从外侧用另一只手托住宝宝的臀部及大腿，然后把宝宝头颈部及后背抬高，让宝宝的头伏在你的肩膀上即可。这样的抱法，可以在宝宝满月以后用。竖着抱，还可以一手夹住宝宝的头颈部，一手托着宝宝的臀部，然后把头部向后送，使宝宝的身体与你形成15°的夹角即可，这样的姿势有利于你跟宝宝交流，也会让宝宝看到更多的风景。但3个月的宝宝才可以采用这种抱法。

3 抱宝宝的时间不宜太长，尤其竖直抱的时候一次持续时间更不能太长，因为宝宝的腰部肌肉还不发达，如果每次抱着的时间太长，宝宝会感觉劳累。每天抱新生宝宝的时间最好不要超过3个小时，每次不超过30分钟，等宝宝长到2个月时，可以每天抱6个小时。妈妈可以选在宝宝每次睡醒之后抱抱他，这也是给他换一个姿势活动一下。还有，抱着宝宝的时候，可以多换换姿势，从一边换到另一边、从打横抱换为竖直抱等，这样宝宝的身体就比较轻松，不会太累。

*给新生儿穿、脱衣服的方法

宝宝的身体柔软，四肢大多是屈曲状，再加上抵抗力弱，容易受凉，特别是在寒冷的冬天，最大的麻烦是宝宝还不会配合妈妈，所以给宝宝穿、脱衣服时要掌握一定的方法。

给宝宝穿、脱衣服的要点：给小宝宝穿衣、脱衣时，一定要让宝宝仰面躺在垫子或毛巾上，等宝宝到4个月大后，能稍微控制自己的脑袋了，可以把宝宝放在大人的大腿上穿、脱衣服。

穿、脱衣服时动作要轻柔，不要留指甲，避免在接触时伤害到宝宝，先按上衣、裤子、袜子、鞋子的顺序穿戴，再用小毛毯或小棉被包裹宝宝，要保证双腿有足够大的活动空间。

*给宝宝穿衣服的方法

先给宝宝一些信号，比如抚摸他的皮肤，和他轻轻地说话，告诉他："宝宝，我们来穿上衣服，好不好？"这样可以使他身体放松，并确认一下是否需要更换尿布。

前开襟衣服：先将衣服打开，平放在床上，让宝宝平躺在衣服上，大人的一只手将宝宝的手送入衣袖，另一只手从袖口伸进衣袖，慢慢将宝宝的手拉出衣袖，同时另一只手将衣袖向上拉。之后，用同样的方法穿对侧衣袖。最后衣服拉平，系上系带或扣上纽扣，用同样方法穿外衣。

裤子：穿裤子比较容易，大人的手从裤管中伸入，拉住宝宝的小脚，将裤子向上提，即可将裤子穿上。气温太高时，则可不穿裤子。

连身衣：先将连身衣纽扣解开，平放在床上，先穿裤腿，再用穿上衣的方法将手穿入袖子中，然后扣上所有的纽扣即可。连身衣穿脱方便，穿着舒服，保暖性能也很好。

套头衫和衬衫：要记住，宝宝的头是椭圆形的，如果领口小，要把套头衫的下摆提起，挽成环状，先套到宝宝的后脑勺上，然后再向前往下拉，经过前额和鼻子的时候，要把衣服托起来，不要让衣服挂在鼻子上，宝宝的头套进去以后，再把他的胳膊伸进去即可。

*给宝宝脱衣服的方法

大多数宝宝都不喜欢脱衣服，一是怕冷，二是脱衣服时身体受到挤压，让宝宝感到不舒适，因此，在脱衣服时妈妈的动作一定要轻柔、迅速。

连衣裤：先把宝宝放在一个平面上，从正面解开衣裤，轻轻地把双腿拉出来，必要时换尿布，然后把宝宝的双腿提起，把连衣裤往上推向背部到他的双肩，轻轻地分别把宝宝的双手拉出。

套头衫和衬衫：先握着他的肘部，把袖口卷起来，然后轻轻地把手臂拉出来，把汗衫的领口张开，把手伸进衣服内撑着衣服，小心地通过宝宝的头，以免盖住或擦伤他的脸，将整件衣服取出。

专家指导

宝宝新陈代谢活跃，经常出汗，如果不能天天给宝宝洗澡，就一定要经常更换内衣和贴身的衣服，最好每天一换。此外，宝宝的衣服还需要勤洗，一定要用清水漂洗干净。

不要轻易擦掉新生儿的胎脂

宝宝出生时，身体上覆盖着一层白色脂肪，这就是胎脂。胎脂在宝宝的颈部、腋窝、腹股沟等部位集聚较多较厚，其他部位较少。

✻ 不要擦掉宝宝的胎脂

胎脂对宝宝的身体有保护作用，当宝宝还在妈妈的子宫里时，就是胎脂为宝宝隔绝了羊水的浸润。宝宝出生后，胎脂也会保护宝宝的皮肤不受感染，同时还能为宝宝保温——刚从妈妈子宫里出生的宝宝，身体会立即向周围散发热量，体温也随着降低，如果热量散发太多，很容易使宝宝失温，而胎脂的存在可以较好地保持宝宝的体温稳定。还有，胎脂在宝宝穿上衣服后，可以减少衣物对宝宝皮肤的摩擦刺激，起到了润滑作用。所以，不要在宝宝出生后立即给宝宝擦去胎脂。

宝宝的大部分胎脂会因为日常的护理和衣服的摩擦，在出生2~3天后自行消失。在胎脂没有消失的颈部、腋下、腹股沟等地方，妈妈可以帮他清除，用消过毒的纱布蘸取少量植物油，轻轻浸润之后抹去即可。

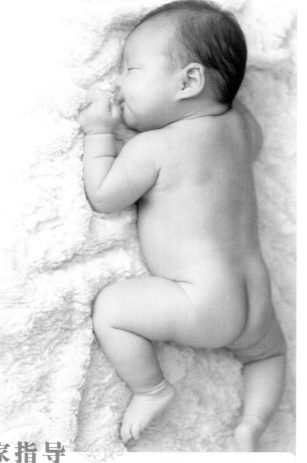

专家指导

用母乳给宝宝洗脸，可以让宝宝皮肤变得白嫩的说法是不科学的，相反，这样做会危害宝宝健康。因为母乳中含有丰富的营养物质，覆盖在宝宝脸上太长时间时，容易滋生细菌，引起宝宝毛囊发炎，因此最好不要用乳汁给宝宝洗脸。

新生儿需要重点呵护的身体部位

新生宝宝全身都娇嫩，有几个身体部位尤其娇嫩，需要更细心、更特别的护理，妈妈不要忽视。

* 囟门的护理

囟门是宝宝非常娇嫩的部位，因为囟门下面即是宝宝的脑膜和大脑，损伤囟门有可能伤到宝宝的大脑，所以必须小心呵护：一不要用力碰触宝宝囟门，二要仔细清洁囟门。

清洁囟门：囟门如果受到感染，脑膜或大脑就容易被感染，引起脑膜炎或脑炎。妈妈可以在给宝宝洗澡时，清洁囟门，用宝宝专用洗发液轻轻揉一会儿，然后用清水冲净即可，擦干后扑上婴儿粉。如果宝宝囟门上有污垢不易洗掉，建议妈妈不要用力搓揉。可以用消过毒的纱布蘸取一点麻油（干净的、熟的麻油）敷在宝宝的囟门处，软化2~3个小时后，就可以很容易地洗掉了。

保护囟门：妈妈在照顾宝宝时，不要让硬物或尖锐的东西碰触宝宝头部。如果不慎擦破了宝宝的头皮，可以立即用棉球蘸取酒精帮宝宝消毒，以免感染。另外，室温比较低或者要带宝宝外出时，最好给宝宝戴上帽子，或用毛巾罩住囟门。

* 新生宝宝脐带的护理方法

宝宝的脐带在出生后就完成了它的使命，一般在7~15天后会自动脱落。妈妈在这段时间要注意观察，只要宝宝的脐带没有红肿、化脓的现象出现即可。

脐带脱落之前：宝宝出生后，需要剪断脐带，脐带就会留下一个断面，这个断面很容易被细菌入侵，因此每次给宝宝清洁脐带之前都要看一下这个断面有无红肿和感染，如果没有什么特别情况，不要对这里作额外的处理。在清洁脐带时，可以用消毒棉球蘸取75%的酒精在脐窝周围轻轻擦拭，如果脐窝发红，可以先用2%的碘酒消毒，然后用75%的酒精擦拭即可。另外，宝宝的衣服要常换，尿布最好不要盖过脐带部位，以免衣服和尿布上的脏污感染宝宝脐带。

脐带脱落后：宝宝的脐带脱落后，脐窝处经常会有少量的液体渗出，妈妈可以用消毒棉球蘸取75%的酒精给脐窝消毒，然后再盖上消毒纱布即可。

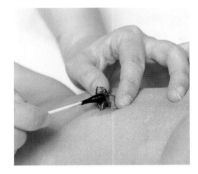

专家指导

宝宝洗澡后，需要仔细擦干净脐带上的水，然后再用酒精消毒。另外，在给宝宝扑爽身粉时，注意不要让爽身粉滴落在宝宝脐带上，因为爽身粉有可能沾染了尿液或汗液，容易引起感染。

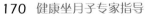

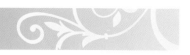
新生宝宝的私密处也是很娇嫩的部位,需要妈妈特别的呵护,女宝宝需要的呵护比男宝宝更多。

女宝宝的护理:女宝宝刚出生时,阴道可能会有白色的分泌物或是红色的月经,这属于正常现象,过两三天后就会自行消失,无须多虑。

女宝宝阴道有自洁功能,所以建议妈妈在给女宝宝清洁阴部时,不要添加别的东西,只用温开水即可。清洗的时候,要用柔软的毛巾按照从上往下、从前往后的顺序进行,并且要先清洗阴部,再清洗肛门,这样可以避免把肛门的脏污带到阴道。另外,清洁女宝宝阴部时,只需将外阴清洁干净即可,不可用水洗里面,洗完阴部后再把大腿根部的污垢一起擦掉。

女宝宝每次小便完之后,妈妈都要帮女宝宝清洗外阴部,清洗擦干之后最好不要用爽身粉扑洒宝宝阴部,因为爽身粉有可能混有汗液,容易感染女宝宝阴道。

男宝宝的护理:男宝宝阴部的护理比起女宝宝要容易得多,清洁的时候,检查一下宝宝的尿道口有无红肿发炎,若没有问题,只需用温开水清洁他的阴茎根部和尿道口即可。

无论男宝宝还是女宝宝,如果阴部出现红肿、发炎等异常情况,都要带宝宝去医院检查治疗。

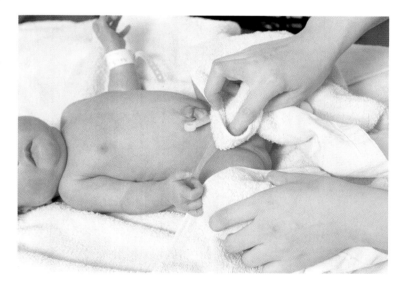

专家指导

妈妈的手接触的事物比较多,可能沾染上的细菌也比较多,在给宝宝清洁之前,建议妈妈最好先用肥皂洗干净手,以免在给宝宝清洁时,不但没清洁干净,反而感染宝宝。

怎么给新生儿选择尿布和纸尿裤

新生宝宝可以用尿布，也可以用纸尿裤，但无论用哪种，妈妈都要在舒适度上多下工夫，舒适的尿布或纸尿裤不但可以避免宝宝红屁股，还能提高宝宝睡眠质量，对宝宝的成长很有帮助。

＊给宝宝选择尿布的原则

妈妈如果愿意给宝宝用尿布，选择尿布时，可以把以下因素考虑进去：

1 选用纯棉织品：纯棉织品透气性好，吸水性强，且手感柔软，不会过度摩擦宝宝娇嫩的皮肤，伤害宝宝。

2 选择浅色的尿布：浅色的尿布不易脱色，对宝宝的伤害较小，妈妈可以选择白、浅粉、浅黄、浅蓝等颜色的尿布，而尽量避免蓝、青、紫这些深色的尿布。

3 长短薄厚适合的尿布：宝宝使用的尿布如果太长，不是垫到了后背不舒服，就是盖住了脐带引起发炎，所以建议妈妈不要选用太长的尿布。同时，如果尿布过厚，服帖性就会较差，不但容易漏尿，还会使宝宝的腿不舒服。过厚的尿布如果长期使用，有可能造成宝宝腿变形。

＊给宝宝选择纸尿裤的原则

妈妈如果要给宝宝用纸尿裤，在购买纸尿裤时，也可以把以下几点作为参考：

1 大小要合身：妈妈在准备购买纸尿裤之前，最好先少买一些，先给宝宝试试大小，确定规格后再大量购买。纸尿裤如果合适宝宝穿着，纸尿裤的腰带与宝宝的腹部、尿裤的裤边与宝宝的大腿紧密贴合，但不会出现印痕，如果贴合不紧密，妈妈最好帮宝宝改用小些的，有印痕则需要改用大号的。同时，随着宝宝的不断成长，妈妈还需要不断更新纸尿裤的尺寸。

2 吸湿、透气性好：可以用一小杯热水来检验：将热水倒在纸尿裤的正面，然后把另一只杯子杯口紧贴在纸尿裤背面，用手摸一下正面，即可以感觉出它的吸湿性如何。另外观察一下纸尿裤背面的杯子，如果杯子内壁凝结了较多水珠，说明纸尿裤的透气性比较好，热水的热气已经从纸尿裤大量溢出。另外，在宝宝穿用的过程中，妈妈可以随时观察，如果宝宝的屁股出现泛红现象，说明纸尿裤的吸湿、透气性较差。

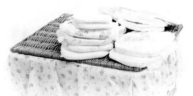

专家指导

宝宝的尿液和大便虽然都会发黄，但很容易清洗掉，不会沾染尿布。如果你的宝宝大小便把尿布染得发黄，且总也洗不干净，建议你赶紧带宝宝去看医生，因为这有可能是宝宝身体中胆红素水平升高所致。胆红素升高有可能导致宝宝患上黄疸或溶血症。

如何通过大小便判断新生儿的健康

宝宝大小便的形状、颜色、气味、次数等情况都反映着他的健康状况，新生儿需要更多的关爱，妈妈应该学会观察宝宝的大小便，以便及时发现异常。

* 新生宝宝的大便代表着什么

宝宝大便的规律：宝宝出生24小时内会排出颜色黑绿、黏稠、没有臭味的胎粪，随后2~3天排棕褐色的过渡便，以后就转为普通大便。

正常大便的特点：根据喂养条件不同，正常大便也有差异，母乳喂养儿的大便呈黄色或金黄色，软膏样，味酸不臭；牛奶喂养儿的大便色淡黄，较硬，有臭味，大便次数较母乳喂养儿少，每天3~5次。如果妈妈乳头有裂伤出血，宝宝大便可能像柏油一样，这也是正常的。

不正常的大便：

1．妈妈乳头正常而宝宝大便是柏油便。

2．大便带鲜血，宝宝可能有尿布疹、假月经、外伤、肛门裂。

3．大便稀水样、蛋花汤样、绿色发酸，可能因喂养不当、饥饿所致。

4．大便灰白，可能有胆道闭锁。

* 新生宝宝的小便代表着什么

宝宝小便的规律：宝宝往往在生产过程中排第一次小便，生后的第一天可能没有尿或者排尿4~5次，以后根据入量逐渐增加，一昼夜可达20次。

如果生后48小时仍无尿，则要考虑有无泌尿系统障碍，可先喂糖水并注意观察，有时有微量蛋白及尿酸盐结晶时宝宝可排红色尿，多喂水即可纠正，如果多喂水后仍不排尿，就应请医生诊治。

* 给宝宝洗澡的注意事项

新生的宝宝，出生第二天就可以洗澡了。洗澡不但可以清洁宝宝的皮肤，而且还能促进宝宝全身血液循环，加快新陈代谢，所以建议妈妈最好每天都给宝宝洗一次澡。不过，给宝宝洗澡不是一件轻松的事，妈妈需要作多方面的准备，并在实践中慢慢练习并总结经验。

* 给宝宝准备好洗澡用具

给宝宝准备专用的澡盆、沐浴液和柔软的毛巾，毛巾要准备2条，擦洗阴部的毛巾和身体其他部位的毛巾要分开。洗澡前，最好用热水烫一遍澡盆，这样可以给澡盆消毒。洗澡的时候，最好用毛巾折叠出的角擦洗宝宝的身体，且每擦完一个部位，就重新折叠一次，这样可以保证身体每个部位用的都是干净的毛巾。此外，擦洗阴部的毛巾，不要用来擦洗其他部位，尤其是眼睛、鼻子、嘴巴等。给宝宝洗完澡后，把这些洗澡用具彻底清洁，然后晒干存放即可。

* 给宝宝洗澡的步骤

第一步：准备好洗澡用具后，放好水。给宝宝洗澡的水温最好控制在 36℃ ~38℃ 之间，妈妈可以用手腕来测试，以手腕感觉不烫为好。如果妈妈对手腕测试不敢肯定的话，可以用温度计。另外需要注意，如果给宝宝洗澡的水是冷热水调和的，最好在澡盆里先放冷水，然后放热水，以免放了热水后，忘记放冷水而烫伤宝宝。

第二步：放好水后，把沐浴液加入水中。然后妈妈就可以用双手横托着宝宝慢慢放入水中（一定要慢慢地放入，以免宝宝不适应洗澡水，受到惊吓），但宝宝的头部要始终在水面上。

第三步：从头到脚给宝宝清洗。洗澡时，妈妈可以用一只手托稳宝宝头部，另一只手擦洗。先洗头部，再洗脸部，然后洗身体。洗脸部时，要从脸部中央向脸的外侧清洗，由内眼角向外眼角、由鼻梁向脸颊的顺序清洗。洗头洗脸时，注意用手轻轻压住宝宝的耳廓，以防水流入耳朵。洗身体时，宝宝的腹股沟和阴部要仔细清洗，妈妈可以让宝宝的头枕着或趴在你的胳膊上，腾出一只手抓着腿，另一只手进行清洗。

第四步：洗完澡后，穿衣保暖。宝宝洗澡的时间不宜超过 5 分钟，以免着凉感冒。洗澡后，要立即用浴巾把宝宝包裹起来，并擦干头部，等身体完全干后，再穿上衣服。

* 给宝宝洗澡注意事项

给宝宝洗澡时，要注意以下几点：

1 宝宝洗澡最好选择喂奶前的 1~2 个小时，以免溢奶。

2 洗澡的房间要关闭门窗，不能有风。房间温度最好控制在 20℃ ~24℃，以免宝宝着凉。

3 洗澡的房间要朝阳，最好在光线充足的地方进行，这样方便妈妈观察宝宝身体情况。

4 洗澡时，最好不要直接把沐浴露涂在宝宝身上，如果直接涂在宝宝身上，很容易使宝宝身体发滑，并从妈妈的手中溜到水里发生危险。

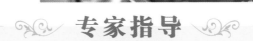

专家指导

妈妈在选择婴儿洗浴用品时，要选择刺激性小，适合宝宝娇嫩皮肤的。建议妈妈用的时候，还要多注意宝宝的反应，如果有不良情况，就立即停用。

轻松应对新生儿睡觉的各种问题

　　新生宝宝睡眠的时间很长，刚出生时，几乎每天都要睡20个小时，在出生2周后，会有所减少，但每天也会睡16~18小时。宝宝的睡眠质量与宝宝的成长速度关系密切，所以妈妈要尽量让宝宝睡好。

✳ 让宝宝跟妈妈睡还是自己睡

　　宝宝自己睡还是跟妈妈睡？最好的办法是妈妈与宝宝分床不分房，就是在妈妈的床边放一张婴儿床，让宝宝睡在婴儿床里。如果让新生宝宝跟妈妈睡一张床，宝宝的睡眠质量容易受到影响；如果自己睡一间房，没有妈妈的看护，容易发生危险。

✳ 宝宝烦躁不睡怎么办

　　一般情况下，新生宝宝在吃奶的时候就会睡着，如果这样，妈妈只需把他放回婴儿床上即可。但有的宝宝在睡觉之前会显得烦躁，妈妈需要哄一会儿宝宝才能让他睡着。哄宝宝睡觉的时候，妈妈可以把宝宝抱在怀里轻轻摇晃，并用手轻轻拍宝宝的大腿外侧，或者把宝宝放在摇篮里，边摇摇篮，边拍宝宝的大腿外侧，一般就可以把宝宝哄睡。如果妈妈是抱着宝宝哄睡觉，最好在他睡着超过15分钟之后，再放到床上，宝宝如果刚睡着就被放下，很容易再次醒来哭闹。

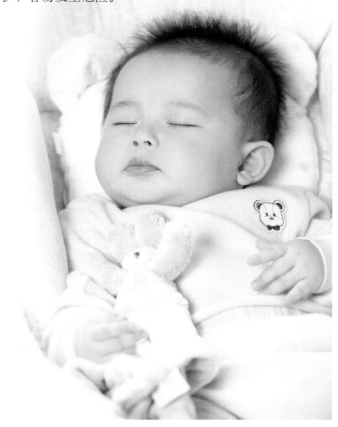

＊宝宝睡"反觉"如何调整

有的新生宝宝白天睡觉，夜晚清醒，这就是睡"反觉"，一般出现在出生2～3周时，这常常让妈妈觉得疲惫不堪。如果宝宝出现了睡"反觉"的情形，妈妈可以有意识地减少他白天睡眠的时间来调整，方法如下：白天喂奶时，不要喂饱，让他一次睡眠时间缩短；在他睡觉时，通过换尿布、抚触等方式叫醒他；在他睡觉的房间，让光线明亮些，也不要刻意保持安静；在晚上7～8点给宝宝洗澡，一般洗完澡，宝宝就会有倦意，乖乖睡觉了。经过几天的调整，一般就可以把宝宝睡"反觉"的习惯扭转过来了。

＊宝宝夜里睡觉不踏实怎么办

有的宝宝夜里睡觉不踏实，经常醒来。有的时候，宝宝可能是饿了，或者是尿布湿了，妈妈只要解决了宝宝的问题，宝宝就可以继续安睡。如果宝宝连续出现这种情形，并伴有多汗症状，常常醒来之后烦躁得很难再入睡，妈妈要考虑宝宝是不是缺钙了，需要带宝宝去医院检查治疗。

＊新生宝宝睡觉要不要用枕头

刚出生的宝宝头部与肩部几乎同宽，后脑勺与背部也保持在同一个水平面上，因此无论侧卧还是仰卧都不需要枕头，如果宝宝穿了较厚的衣服，头部不能和肩或背保持同一水平了，就给宝宝在头颈部垫上相当于衣服厚度的东西，如对折后的毛巾即可。另外，给宝宝垫毛巾的时候，最好垫在颈部与头部连接的地方，而不是头部，因为宝宝头后部较突出，而颈部无力，如果直接垫在头部，会使宝宝呼吸不畅。

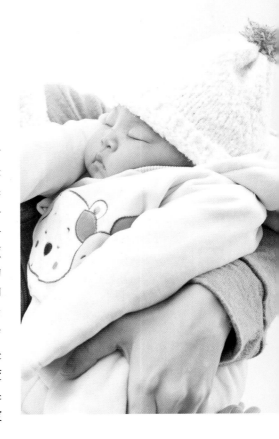

专家指导

有的妈妈因为宝宝睡到床上容易醒，为了延长宝宝睡眠时间，就抱着宝宝睡觉，这种做法是不可取的。因为，宝宝在大人怀里睡觉时，容易受影响，所以睡眠质量不高，肌肉也得不到全部放松，同时新陈代谢会降低，从而影响宝宝的心肺功能的增强、骨骼发育的速度和抵抗力的加强，所以建议妈妈宝宝睡着后最好把他放到床上。

新生儿哭闹不安怎么哄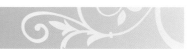

　　宝宝只要身体感觉舒服，精神上满足，一般都不会哭闹，除非他想通过啼哭运动一下。所以如果宝宝哭闹，妈妈一定先要弄清原因。宝宝哭的原因有很多，例如饿了、困了、尿布湿了、受惊吓了、感觉孤独了、有东西扎着他了，尤其是生病时，常常会啼哭不止，所以需要妈妈仔细分辨，一一排除让宝宝不舒服的因素，只要这些不良因素排除了，宝宝就会安静了。

✱ 正常的啼哭

　　宝宝需要运动的时候，会啼哭一会儿，此时，宝宝的声音很响亮，但没有眼泪，哭声抑扬顿挫，富有节奏感，每次哭的时间很短，一天大概能哭好几次，但宝宝的进食、睡眠及玩耍都很好。这种啼哭是宝宝的一种特殊的运动方式，宝宝可以通过啼哭加大肺部活动量，加快血液循环，促进身体新陈代谢，促进神经系统的发育，还能增进食欲，促进胃肠道的消化及吸收能力。

　　对于这种哭声，妈妈不用特别在意，只需轻轻触摸宝宝，对他笑，或把他的两只小手放在腹部轻轻摇晃两下，宝宝就会停止啼哭。

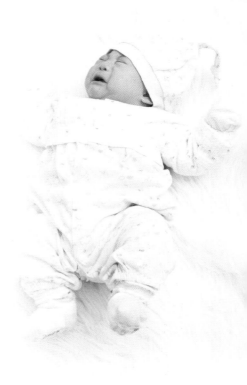

✱ 情感依赖性啼哭

　　这种啼哭通常发生在亲近的人离开或失去心爱的玩具时。哭声起先洪亮，涕泪俱下，同时宝宝会表现出感到痛心的表情，而后哭声逐渐减弱，宝宝也变得无精打采。此时，建议爸爸妈妈或者亲近的人抱抱宝宝，安抚宝宝的情绪。

✱ 饥饿时的啼哭

　　宝宝会边啼哭边主动将头转向妈妈的胸怀寻找乳头，若用手指试探宝宝的口唇，宝宝会不由自主地伸出舌头做出吮乳的动作。此时只要给宝宝喂奶或食品，宝宝便会马上安静下来。

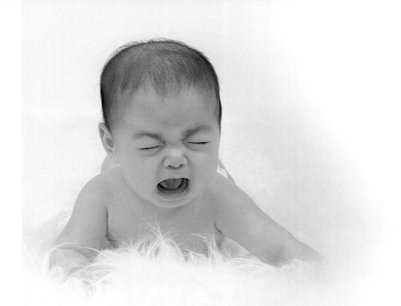

但如果是人工喂养的宝宝表现出类似饥饿的啼哭时，可以将宝宝抱起或换个环境，这时如果宝宝哭声停止，则说明宝宝不是因为饥饿啼哭，很可能是因为宝宝口渴，或食物调制太浓、太热，或周围环境嘈杂等影响宝宝情绪导致的啼哭。爸爸妈妈可仔细寻找原因，从而改进。

✱ 口渴时的啼哭

如果宝宝啼哭时显得很烦躁，并时不时用小舌头舔嘴唇，而且嘴唇发干，就说明宝宝口渴了，赶紧给他喂水吧。

✱ 喂得太饱时的啼哭

如果喂奶之后，宝宝发出尖锐哭声，同时乱蹬两条小腿，很可能是宝宝吃得太饱了。此时如果妈妈贴着他的小肚子抱起，宝宝会哭得更厉害，嘴里往外吐奶或溢奶，甚至出现呕吐。妈妈这时不必哄宝宝，让宝宝哭一会儿，哭可促进宝宝消化。

✱ 感觉不舒适的啼哭

如遇突然的冷热刺激，或者衣服布料粗糙不平整、衣被裹得过紧、尿布湿了，或被蚊虫叮咬、受到异物刺激时，宝宝都会啼哭。这种哭声初时声音较大，以后逐渐变小，并有全身躁动不安。对这些原因引起的啼哭，只要及时得到帮助，如经常更换尿布，注意风寒冷暖，保持环境幽雅安静，清除身上的异物或抱在怀中予以轻柔的抚摸慰藉，都可有效地平抑宝宝的哭声。

✱ 困倦时的啼哭

这种啼哭大多发生在人多嘈杂、空气污浊或太热的时候，哭声比较低，宝宝的双目时睁时闭，哭声断断续续。此时，只要把宝宝放在一个安静清爽的地方，他就会安静下来，停止啼哭，安然入睡。

✱ 带有意向性要求的啼哭

这种以企盼达到某一目的的啼哭，其哭声忽大忽小，呈间歇性，或伴有蹬脚、挺胸、摇头、就地打滚及干号怪叫的行为，若无人理睬，其哭声即渐渐转弱而停止。这种有意识的哭喊，多见于1岁以上的幼儿。

✱ 生病时的啼哭

假如宝宝哭声比平常尖锐而凄厉，或握拳、蹬腿、烦躁不安，但不论如何安抚，宝宝仍旧哭个不停，持续哭泣达15分钟以上，也不能让他停止啼哭，那就可能是生病了。此时，建议爸爸妈妈带着宝宝去请医生诊治。

体格锻炼与智力开发

新生宝宝感官发育特点及相应早教方案

宝宝出生后，生长非常迅速，感官发育也很快，呈现出日新月异的变化。妈妈在感受这些变化的同时，多作些尝试刺激宝宝，让宝宝成长得更快、更健康。

✳ 新生宝宝感官发育特点

视觉：新生宝宝视力较弱，但发展很快，第 1 周还几乎视而不见的状况，到第 4 周就发展到可以看到 3 米内的物体，并能追看了。但新生宝宝对色彩分辨能力还较弱，只有高对比度的图案，如粗线条的黑、白图案对宝宝才有比较大的吸引力。

听觉：宝宝出生时，听觉系统就已经很发达，慢慢地，宝宝能分辨出妈妈的声音，并会捕捉和寻找发声源，把眼睛或头转向发声的地方。此时的宝宝，喜欢妈妈的温柔声音，对喧嚣和嘈杂表现出反感。

触觉：新生宝宝的触觉敏锐，喜欢柔软的衣服、尿布，还喜欢妈妈温柔的抚触。

味觉：宝宝的味觉发育成熟较早，喜欢甜食。经过 4 周的培养，宝宝已经能辨别出妈妈乳汁的味道。

嗅觉：宝宝的嗅觉水平也很高，经常能根据妈妈乳汁的味道，找到妈妈的乳头，而且会对刺激性气味表示出厌恶。

✳ 早教方案

1 妈妈可以经常拿一些不同图案、色彩的图片、物体给宝宝看，宝宝一般对黑、白色的东西比较感兴趣，另外宝宝还喜欢红色。妈妈在日常生活中，可以多穿颜色鲜艳的衣服，也可以在他的床头挂上颜色多样、会活动的玩具来刺激他关注黑、白以外的色彩，这样可以刺激宝宝的视觉发育。

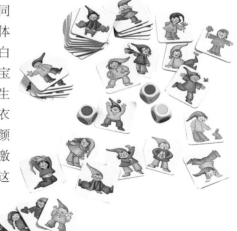

2 准备一个拨浪鼓或者装着豆子的小罐子，在宝宝的耳朵边10厘米处，轻轻摇动，宝宝会随着声音转动眼睛或头部，这样可以刺激他的听觉发育。

3 妈妈可以经常抱宝宝，并且每天至少一次对宝宝进行抚触，轻柔地抚触宝宝的全身各部位，宝宝在这种抚触中会感觉踏实、放松，这有利于宝宝的身心发展。

4 有意识地给宝宝闻一些不同味道，醋、酒、香水等具有浓烈味道的东西，可以刺激宝宝的嗅觉发育。

5 把大人经常接触到的味道点在宝宝的舌头上，给宝宝尝尝，可以刺激宝宝味觉发育。

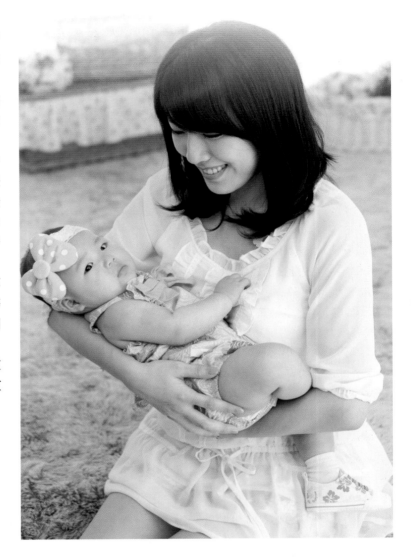

专家指导

《宝宝的异想世界》是由荷兰作曲家 Raimond Lap 设计的一套音乐，是专门为宝宝设计的，对宝宝的智能发展有很好的辅助作用。其中，有海浪声、鸟鸣声、玩具的声音、宝宝的声音等。经常放给宝宝听，可以舒缓宝宝情绪，并使宝宝展露笑颜。

按摩给新生儿带来的诸多好处

　　宝宝天生就渴望妈妈的拥抱、抚摸，在妈妈跟宝宝的肌肤亲密接触过程中，宝宝会感觉身心愉悦，跟妈妈的感情也会越来越亲密。

＊给宝宝按摩的好处

　　按摩可以给宝宝带来很多具体的好处，如：

1 按摩时，宝宝体内的压力激素水平会降低，烦躁不安的宝宝在经过按摩后，一般会安然入睡。另外，在按摩中，妈妈可以跟宝宝多交流，这时妈妈可以告诉宝宝正在按摩的部位叫什么，虽然他不懂，但却可以锻炼他的记忆。

2 按摩时，宝宝体内的激素及胰岛素水平会升高，这时宝宝的身体血液循环加快，对食物的消化吸收率也较高，因此经常接受按摩的宝宝体重增长速度较快。此外，在按摩中，宝宝触觉、感觉发育也会快速地提升。

3 在妈妈给宝宝按摩的过程中，宝宝对妈妈的信任和依恋逐渐加深，这有利于宝宝和妈妈感情的建立和发展。同时，妈妈的按摩让宝宝拥有了充足的安全感，这对宝宝以后的性格发展也是非常有利的。

4 有时候按摩还可以缓解宝宝身体上的不适，如果宝宝腹胀时哭闹，妈妈给他按摩腹部，宝宝很快就会安静下来。

＊给宝宝按摩的方法

　　妈妈给宝宝按摩时，除了动作要轻柔外，还要注意以下4点：

1 宝宝吃奶前后30分钟到1小时内，以及宝宝情绪异常激动时，都不要给宝宝按摩。

2 给宝宝按摩时，观察宝宝的反应，总结出宝宝喜欢的按摩方式和按摩部位，作为重点经常重复，不必要每次都按部就班。

3 按摩时间以每次 20 ～ 30 分钟为宜。

4 按摩前，妈妈可以给自己双手涂点润肤霜，然后双手手心向下覆在宝宝身体上，从上往下缓缓滑动，腹部可以打圈按摩。

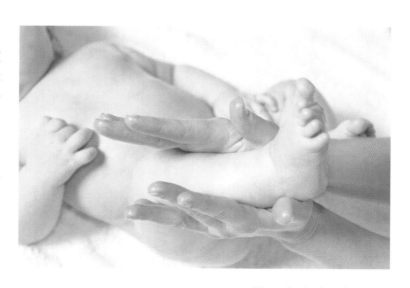

学会和宝宝进行对话

宝宝虽然还听不懂大人的话，但是妈妈如果多跟宝宝说说话，也可以刺激宝宝的神经发育，同时还会使宝宝感受到关爱从而心情愉快。

妈妈在跟宝宝对话的时候，可以不必考虑说话的内容，因为宝宝在这个阶段，还听不懂，只要妈妈的语气轻柔、表情温和就能让宝宝感觉快乐。可以把他当做能听懂你的话一样，跟他说你要做或你正在做的事即可，也可以向他表达你的问候。比如可以在他醒来时，问一问他"你醒了？饿了吗？"给他换衣服时，就跟他说"妈妈要给你换衣服了，这是你的小内衣，白色的"、"我们先穿这只胳膊"等，在他尿了或拉了，给他清理时，可以说"拉了，小屁屁不舒服吧?我们来洗一洗吧"等，这些琐碎的话，都会给他一定的刺激。

妈妈在跟宝宝说话时，眼睛最好盯着宝宝的眼睛，声音、语调、语气、表情要相互配合，尽量丰富，这样宝宝在听你说话的时候，各种感官才可以得到协调锻炼。

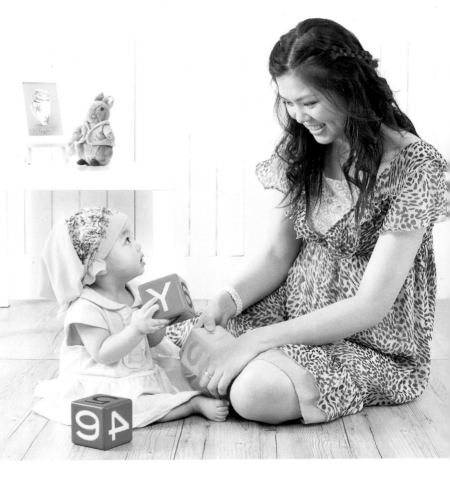

适合宝宝的早教游戏

妈妈可以早早开始宝宝的早教游戏，越早开始，宝宝越早得到刺激，各种神经发育也就越快。妈妈可以通过以下的游戏锻炼宝宝：

观景：妈妈可以把宝宝竖直抱起来，这时候宝宝就可以看到天花板外的其他有趣事物，这对宝宝是一个新鲜的刺激，有助于他的视觉发育。

听声：准备一个拨浪鼓或八音盒，在宝宝耳边发出声音，刺激他的听觉发育，在这个过程中，宝宝的听觉和视觉会逐渐协调起来，眼睛会去寻找发声的物体。

逗笑：在宝宝醒着且处于安静状态的时候，微笑着跟宝宝说话，抚摸他，挠捏他的下巴，如果他感到愉悦，就会微笑。

抓握：掰开宝宝的手指，把你的手指伸到他的掌心，他会立即反射性地握住，这样做可以锻炼宝宝的手部肌肉，同时刺激大脑发育。

做操：妈妈可以给宝宝做做被动操，有节律地活动宝宝的四肢。做操的时候，宝宝的身体得到运动，筋肉、骨骼、韧带都得到了放松，宝宝会觉得舒适。一般宝宝都会喜欢这样做，会在做的时候发出微笑。

嗅觉和味觉开发：妈妈可以找一些带有刺激性味道的东西，如醋、香水、酒等给他闻闻，宝宝如果不喜欢，会通过啼哭来表达，不过有时候只是会皱皱眉。另外，你还可以沾点醋或酒放在他的舌头上，他有可能啼哭，因为他能感觉到这些味道的刺激性。生活中的味道，大多数都可以给宝宝尝，这样做可以促进宝宝嗅觉和味觉的发育，让他逐渐学会分辨这些味道。

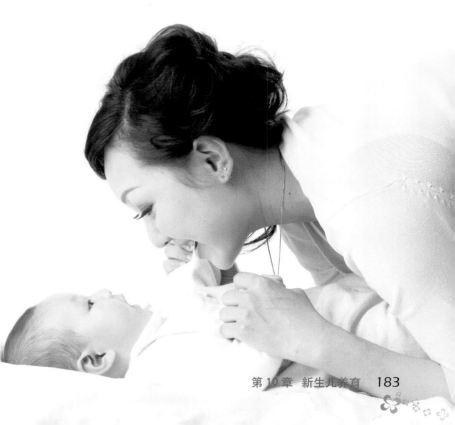

图书在版编目 (CIP) 数据

健康坐月子专家指导／付娟娟，胡巧燕编著 .—北京：中国人口出版社，2012.6

ISBN 978–7–5101–1268–3

Ⅰ. ①健⋯ Ⅱ. ①付⋯ ②胡⋯ Ⅲ. ①产褥期—妇幼保健②新生儿—妇幼保健

Ⅳ. ① R714.6 ② R174

中国版本图书馆 CIP 数据核字（2012）第 120351 号

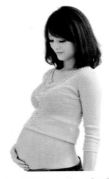

健康坐月子专家指导

付娟娟 胡巧燕 编著

出版发行	中国人口出版社
印　　刷	沈阳美程在线印刷有限公司
开　　本	820 毫米 ×1400 毫米 1/24
印　　张	8
字　　数	200 千
版　　次	2012 年 7 月第 1 版
印　　次	2012 年 7 月第 1 次印刷
书　　号	ISBN 978–7–5101–1268–3
定　　价	29. 80 元

社　　长	陶庆军
网　　址	www.rkcbs.net
电子信箱	rkcbs@126.com
电　　话	(010) 83534662
传　　真	(010) 83515922
地　　址	北京市西城区广安门南街 80 号中加大厦
邮政编码	100054